U0642572

全国卫生职业教育实验实训规划教材

（供口腔医学、口腔医学技术、口腔护理等专业使用）

口腔颌面外科学

（第2版）

主编 张 健

手机扫描注册

观看操作视频

一书一码

北京科学技术出版社

图书在版编目（CIP）数据

口腔颌面外科学 / 张健主编. — 2 版. — 北京 ：
北京科学技术出版社，2023.8
全国卫生职业教育实验实训规划教材
ISBN 978 – 7 – 5714 – 3195 – 2

Ⅰ. ①口…　Ⅱ. ①张…　Ⅲ. ①口腔颌面部疾病 – 口腔
外科学 – 高等职业教育 – 教材　Ⅳ. ①R782

中国版本图书馆 CIP 数据核字（2023）第 153255 号

口腔颌面外科学（第 2 版）

主　　　编：张　健
策划编辑：马　驰
责任编辑：仲小春　周　珊
责任校对：贾　荣
责任印制：李　茗
封面设计：天露霖文化
出 版 人：曾庆宇
出版发行：北京科学技术出版社
社　　　址：北京西直门南大街 16 号
邮政编码：100035
电话传真：0086 – 10 – 66135495（总编室）
　　　　　　0086 – 10 – 66113227（发行部）　0086 – 10 – 66161952（发行部传真）
电子信箱：bjkj@ bjkjpress. com
网　　　址：www. bkydw. cn
经　　　销：新华书店
印　　　刷：河北鑫兆源印刷有限公司
开　　　本：710mm×1000mm　1/16
字　　　数：184 千字
印　　　张：9.75
版　　　次：2023 年 8 月第 2 版
印　　　次：2023 年 8 月第 1 次印刷
ISBN 978 – 7 – 5714 – 3195 – 2

定　　　价：68.00 元

京科版图书，版权所有，侵权必究。
京科版图书，印装差错，负责退换。

教材评审委员会

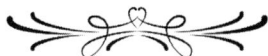

顾　问

　　王　兴（中华口腔医学会名誉会长，中国医师协会副会长，北京大学口腔医学院教授）

　　刘洪臣（中华口腔医学会副会长，北京口腔医学会监事长，解放军总医院口腔医学中心主任、口腔医学研究所所长）

　　刘静明（中华口腔医学会理事，北京口腔医学会副会长，首都医科大学附属北京口腔医院副院长，首都医科大学口腔学系副主任，首都医科大学口腔联合教研室主任）

　　牛光良（中国牙病防治基金会培训部主任，北京口腔医学会副会长，北京中医药大学附属中西医结合医院副院长）

　　宿玉成（中华口腔医学会口腔种植专业委员会主任委员，中国医学科学院北京协和医院口腔种植中心主任）

　　赵继志（中华口腔医学会口腔激光医学专业委员会副主任委员、全科口腔医学专业委员会常务委员，中国医学科学院北京协和医院口腔科主任）

　　王　昊（中华口腔医学会全科口腔医学专业委员会委员，北京口腔医学会口腔颌面影像专业委员会主任委员，首都医科大学附属北京天坛医院口腔科主任）

主任委员

　　张彦文（天津医学高等专科学校）

副主任委员（以姓氏笔画为序）

　　马　莉（唐山职业技术学院）

　　王　庆（天津医学高等专科学校）

　　王建国（漯河医学高等专科学校）

　　毛　静（枣庄科技职业学院）

　　吕瑞芳（承德护理职业学院）

　　刘小兵（石家庄医学高等专科学校）

　　孙华祥（聊城职业技术学院）

李占华（邢台医学高等专科学校）

李相中（安阳职业技术学院）

辛金红（深圳市坪山区康泰健职业培训学校）

张紫阳（新乡医学院三全学院）

郎庆玲（黑龙江省林业卫生学校）

屈玉明（山西卫生健康职业学院）

胡景团（河南护理职业学院）

袁甬萍（宁波卫生职业技术学院）

耿　磊（齐鲁医药学院）

郭兴华（潍坊护理职业学院）

郭积燕（北京卫生职业学院）

戴艳梅（天津市口腔医院）

视频审定专家（以姓氏笔画为序）

王　琳（北京大学口腔医院）

王　霄（北京大学第三医院）

王伟健（北京大学口腔医院）

牛光良（北京中医药大学附属中西医结合医院）

冯小东（首都医科大学附属北京同仁医院）

冯向辉（北京大学口腔医院）

冯培明（北京中医药大学附属中西医结合医院）

成鹏飞（中国中医科学院眼科医院）

刘　刚（北京中医药大学附属中西医结合医院）

刘建彰（北京大学口腔医院）

刘静明（首都医科大学附属北京口腔医院）

李靖桓（首都医科大学附属北京口腔医院）

杨海鸥（首都医科大学附属北京同仁医院）

张　楠（首都医科大学附属北京口腔医院）

陈志远（首都医科大学附属北京同仁医院）

郑树国（北京大学口腔医院）

胡菁颖（北京大学口腔医院）

祝　欣（北京大学口腔医院第二门诊部）

姚　娜（北京大学口腔医院第二门诊部）

熊伯刚（北京中医药大学附属中西医结合医院）

编者名单

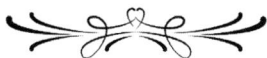

主　编　张　健

副主编　沈　军　韩灿灿　曹雪梅

编　者　（以姓氏笔画为序）

王　聪（天津医学高等专科学校）

王津惠（天津市口腔医院）

仵立佳（石家庄医学高等专科学校）

严颖彬（天津市口腔医院）

杨　立（天津市口腔医院）

肖　玲（天津市口腔医院）

沈　军（天津市口腔医院）

张　军（天津市口腔医院）

张　丽（天津市口腔医院）

张　健（天津市口腔医院）

张　涛（天津市口腔医院）

张智玲（天津市口腔医院）

林利荣（石家庄医学高等专科学校）

罗宁洁（天津市口腔医院）

高　丽（哈尔滨医科大学附属第二医院）

曹雪梅（齐鲁医药学院）

彭宏峰（华北理工大学口腔医学院）

韩灿灿（唐山职业技术学院）

前言／PREFACE

《口腔颌面外科学》第 1 版于 2017 年 8 月出版发行。在几年的使用中得到了广大读者的充分肯定，同时也陆续收到了大家对教材的一些宝贵意见。为进一步提高教材质量，我们根据教育部、国家卫生健康委的相关文件精神，结合我国卫生职业教育新的要求对教材进行了修订。

本次修订在针对特定目标、特定对象的基础上，强化教材的基础理论知识和实践技能相关内容，进一步提升教材的科学性、先进性、启发性和实用性，以适应新时期口腔医学职业教育发展的需要，同时充分体现我国口腔医学高等职业教育的特色。

本次修订的重点是强调基础理论知识与临床实际操作的结合，希望通过教学，使学生能应用学到的口腔颌面外科理论与技能，在上级医师指导下开展日常诊疗工作。同时增加了"考点提示"环节，紧密结合执业医师、执业助理医师考试要点，以提高本教材的实用性。

参与本教材编写的作者发生了一些变动。一些章节的内容也进行了较大的调整。为保持教材的延续性，不可避免地会存在一些重复性的内容。在此衷心感谢参与过编写工作的作者们，同时对各参编单位的大力支持和口腔颌面外科界同人的关心致以诚挚的谢意。

因水平所限，缺点和错误在所难免。我们诚挚欢迎广大师生和读者在使用中指出存在的问题和不足，以便今后改正提高。

编　者
2020 年 2 月

目录 / CONTENTS

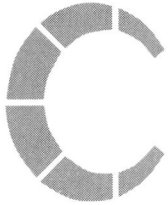

实训一

口腔颌面外科病历书写、临床检查及操作

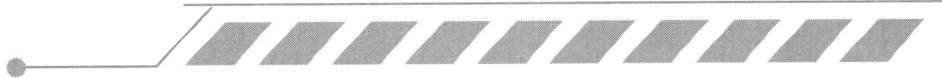

◆ **病例导入** ❀

患者，女性，32 岁，诉其右侧面部肿胀半年，现要求治疗。结合患者情况，对患者进行检查，书写该患者的门诊病历并给予相应的处理和治疗。

◆ **知识要点** ❀

1. 门诊病历的组成与基本要求　门诊病历包括主诉、病史、检查、实验室检查、初步诊断、处理及建议、医师签名等。

（1）主诉：促使患者就诊并要求解决的主要问题。包括患病的部位、主要症状和发病时间 3 个主要方面。

（2）病史：以现病史为主，包括发病时间、发病情况和相关因素；病情演变过程，治疗经过、方法及疗效；目前的主要症状及相关鉴别诊断症状表现；全身健康情况；与现病史有关的既往史、家族史、生活史等。

（3）检查：以口腔颌面部检查为主。包括牙列情况、牙体组织疾病、牙周疾病、黏膜疾病、口内治疗经过等情况。

（4）实验室检查：必要时做相关实验室检查、影像学检查等。

（5）初步诊断：根据病史和临床检查及相应的实验室检查结果，综合分析得出诊断。

（6）处理和建议：对主诉疾病的治疗和进一步检查治疗的意见。

（7）医师签名：实习医师须同时有上级医师签名。

2. 口腔颌面外科临床检查　包括口腔检查、颌面部检查、颈部检查、颞下颌关节检查和唾液腺检查。

3. 固有口腔　固有口腔是指上下颌牙列和牙槽突以内至咽门的腔隙。顶部是由软、硬腭构成，与鼻腔分开；底部由舌和口底构成。

4. 张口度检查　张口度的检查是口腔颌面外科专科检查中一项判断咀嚼功能的重要检查。检查张口受限以上、下中切牙切缘之间的距离为标准，正常人张口度为 3.7 ～ 5.0cm，大小约相当于示、中、无名三指合拢时的三指末节的宽度。

轻度张口受限：上、下中切牙切缘间距仅可置入二横指，为 2.0 ～ 2.5cm。

中度张口受限：上、下中切牙切缘间距仅可置入一横指，为 1.0 ～ 2.0cm。

重度张口受限：上、下中切牙切缘间距不到一横指，约 1cm 以内。

完全张口受限：完全不能张口，也称牙关紧闭。

◆ 技术操作

一、学习要点

（1）结合病例掌握门诊病历书写的基本格式与要求。

（2）掌握口腔检查、颌面部检查、颈部检查、颞下颌关节检查和唾液腺检查方法。

（3）掌握口腔颌面外科手术的基本操作：洗手、消毒铺巾、穿手术衣、戴无菌手套、交叉十字绷带包扎、基本手术操作。

二、操作规程

（一）简易流程

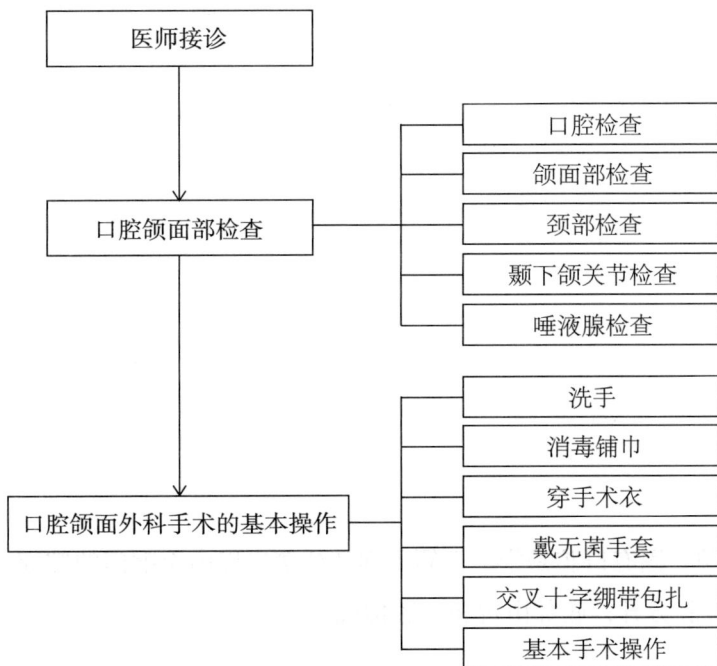

（二）分步流程

▨ 医师接诊

医生询问患者并记录病历。

||| 主诉 |||

促使患者就诊并要求解决的主要问题。包括患病的部位、主要症状和发病时间 3

个主要方面。

病史

以现病史为主，突出主诉、发病过程、阳性体征以及有鉴别诊断意义的其他症状表现，既往与本病相关的阳性发现也应记述。

◼ 口腔颌面部检查

口腔检查

口腔检查按照由外及内、由前至后、由浅入深的顺序进行，并应两侧对比进行。

◆ 口腔前庭检查。检查方法以视诊及扪诊为主。按照由外及内顺序检查唇、颊、牙龈黏膜、唇颊沟以及唇颊系带的情况。注意有无颜色异常、质地改变以及有无出现瘘管、窦道、溃疡、假膜、包块、组织坏死或新生物，腮腺导管口有无红肿、溢脓等。

◆ 牙及咬合检查。牙检查是结合探针和叩诊以检查牙体硬组织、牙周和根尖周等情况，注意是否有龋坏、缺损、探痛及牙松动等。咬合检查重点在于判断咬合关系是否正常。

◆ 固有口腔和口咽检查。对舌、腭、口咽、口底、口咽进行检查。舌肌内的病损主要用双指合诊法进行扪诊检查，顺序为"由后向前"。对口底深部的病损主要通过双手双合诊的方法进行扪诊检查。

颌面部检查

包括表情与意识神态检查；面部外形和皮肤黏膜色泽检查；面部器官（眼、鼻、耳）检查；病变的部位和性质检查；听诊和语音检查。

颈部检查

◆ 一般检查。观察颈部外形、色泽、轮廓、活动度是否正常。

◆ 淋巴结检查。检查时患者取端坐位，检查者在其侧方，嘱患者头稍低，略偏向检查侧，使皮肤、肌肉松弛以便于检查。检查按照一定顺序，由浅入深，滑动触诊。检查顺序：枕部、耳后、耳前、腮、颊、下颌下、颏下；顺胸锁乳突肌前后缘、颈前后三角至锁骨上窝，逐步检查浅、深淋巴结。

颞下颌关节检查

检查面部两侧是否对称、一致、协调，颏部中点是否居中，面下1/3部分有无明显增长和缩短。髁突活动度的两种检查方法如下。

◆ 外耳道指诊法。以两手小指末端深入两侧外耳道前壁触诊，嘱患者做开闭口运动和侧向运动，对比检查髁突的动度及冲击感。

◆ 耳屏前扪诊法。以双手示指分别置于两侧耳屏前，髁突的外侧面，嘱患者做开闭口运动，感触髁突的动度，以及有无弹响及摩擦感。

唾液腺检查

主要对腮腺、下颌下腺、舌下腺三对大唾液腺进行检查。腮腺触诊一般以示、中、无名三指平触为宜，忌用手指提拉触摸；下颌下腺及舌下腺的触诊常用双手合诊法检查。另外还需检查各腺体的大小、形态、有无肿块，口内导管是否有充血、肿块、变硬、结石、分泌异常。

口腔颌面外科手术的基本操作

洗手

◆ 湿手，涂布肥皂，掌心对掌心搓擦。

◆ 手指交错，掌心对手背搓擦。

◆ 手指交错，掌心对掌心搓擦。

◆ 两手互握，互搓指背。

◆ 拇指在掌中转动搓擦。

◆ 指尖在掌心中搓擦。

消毒铺巾

◆ 消毒方法。以碘伏棉球从术区中心开始，逐步向四周环绕涂布，感染创口消毒顺序相反。涂布时不可留有空白区，并避免药液流入呼吸道、眼内及耳道内。同一术区应消毒3~4遍。

◆ 消毒巾铺置法。①包头法：主动或被动抬头，将两块重叠的消毒巾置于头颈下手术台上。头部放下后，将上层消毒巾分别自两侧耳前或耳后向中央包绕，使头和面上部均包于消毒巾内并以巾钳固定；②孔巾铺置法：将孔巾之孔部对准术区而将头面部遮盖，此法适用于门诊小手术；③三角形手术野铺巾法：用3块消毒巾分别铺置呈三角形遮盖术区周围皮肤，以巾钳固定，适用于口腔、鼻、唇及颊部手术；④四边形手术野铺巾法：以4块消毒巾分别铺置，呈四边形遮盖术区周围皮肤，以巾钳或缝线法固定。此法适用于腮腺区、颌下区、颈部及涉及多部位的大型手术。

穿手术衣

避开周围人员、物品，穿衣者取灭菌手术衣，提起衣领，使手术衣里面朝向穿衣者自身，将衣展开之后将手术衣向空间轻轻抛起，两手顺势伸入手术衣袖中。手术巡回人员从身后牵拽衣背领部，使穿衣者双手伸出袖口，并系好背部衣带。穿衣者两臂交叉用手提起腰带，再由手术巡回人员在背后系好。

戴无菌手套

穿好手术衣，左手提起右手套的翻卷边口，右手伸进手套内，然后用戴上手套的右手手指伸进左手套的翻卷边口的外面提起手套，左手伸入手套内。再用戴好手套的手指翻过手套的翻转边口，使其套在手术衣袖外面。在戴手套过程中，手部皮肤不可与手套外面接触。

交叉十字绷带包扎

用绷带先由额至枕部环绕两圈，继而反折经一侧耳前腮腺区向下，再经下颌下、颊部至对侧耳后向上，复经顶部绕至同侧耳后，经下颌下、颊部至对侧耳前，如此可构成十字交叉，并反复环绕，最后于额部反折再做环形包扎，胶布固定。避免压迫耳根和影响呼吸，此法适用于颌面和上颈部术后及损伤的创口包扎。

基本手术操作

◆ 切开。切开时，用手绷紧或固定皮肤，注意手术刀与组织面垂直、准确、整齐、深度一致地一次切开。

◆ 缝合。垂直切口缝合两侧的组织应该等量、等宽。进针时针尖与皮肤垂直，深度两侧相同，或创口上间距略小于创口下间距，才能使创面轻度外翻，达到满意效果。

◆ 打结。单手打结法，双手打结法，钳式打结法。

◆ 拆线。拆线前应用碘酊或酒精消毒，拆线时一手以平镊将线头提起，在一端紧贴皮肤处剪断，然后向被剪断侧拉出。

三、注意事项

（1）口腔颌面外科检查应根据主诉按先口外后口内的顺序逐项检查记录，以免遗漏，尽量做到全面细致。有关鉴别诊断的重要阴性项目也应记录。

（2）口腔临床外科基本操作应严格遵守无菌操作的原则。如无菌创口在包扎时应无菌操作，覆盖的无菌纱布应有一定的厚度和范围。感染创口也要防止其再污染，应保持引流通畅。

（3）注意各类创口的处理原则。无菌创口应严密缝合，视情况放或不放置引流。早期拆线。污染创口初期缝合，放置引流，拆线时间稍迟。感染创口延期缝合，放置引流，并保证引流通畅，拆线时间延迟，并配合全身用药。

◆ **考点提示**

正确选择辅助检查方法（影像申请单、检验项目等）在病历采集中常作为考查的重点，需要掌握并应用常见的辅助检查。临床与口腔疾病相关的辅助检查主要有以下3种。

（1）影像学检查，如普通 X 线检查（平片、体层及造影检查等）、计算机体层扫描（CT）、磁共振成像（MRI）及 B 型超声波检查、放射性核素检查等。

（2）实验室检查，如临床检验、生物化学检验和细菌学及血清学检验等，对颌面外科疾病的诊断治疗和对全身情况的监测有重要意义。

（3）穿刺、涂片及活组织检查，如深部血管瘤可有血液抽出；舌下腺囊肿可有蛋清样黏液抽出；脓肿可以抽出脓液；囊性淋巴管瘤可抽出淋巴液。需注意的是临床上若怀疑是颈动脉体瘤或动脉瘤，则禁忌穿刺；若怀疑是黑色素瘤和血管瘤，则尽可能不做活检；怀疑是结核性病变，穿刺时要注意避免因穿刺造成经久不愈的瘘道。

◆ **思考题**

1. 主诉疾病发生的诱因和发病情况记入（　　　　）
　　A. 现病史　　　　　B. 既往史　　　　　C. 个人史　　　　　D. 月经及婚育史
　　E. 家庭史
正确答案：A
答案解析：现病史包括发病时间、发病情况和相关因素，主诉疾病发生的诱因和发病情况应属于现病史范畴。因此，此题应选 A。

2. 药物不良反应及过敏史记入（　　　　）
　　A. 现病史　　　　　B. 既往史　　　　　C. 个人史　　　　　D. 月经及婚育史
　　E. 家庭史
正确答案：B
答案解析：既往史包括以往的健康情况，包括有无过敏史、抗生素和其他药物应用史等。因此，此题应选 B。

3. 颌面外科医生检查颌骨骨折患者的牙齿时，最重要的是了解(　　)

    A. 牙有无松动及松动原因　　　　　　B. 上下牙咬合关系是否正常

    C. 牙列有无缺失　　　　　　　　　　D. 牙齿有无叩痛

    E. 牙龈瘘管及其走行方向

正确答案：B

答案解析：判断咬合关系的重要内容，咬合错乱在临床上是判断颌骨骨折的重要依据。因此，此题应选B。

4. 张口度的测量是指(　　)

    A. 上、下唇之间的距离　　　　　　　B. 上、下前牙的切缘之间的距离

    C. 上、下中切牙的切缘之间的距离　　D. 上、下切牙之间的距离

    E. 上、下颌骨之间的距离

正确答案：C

答案解析：检查张口度以上、下中切牙的切缘之间的距离为标准。因此，此题应选C。

5. 上、下中切牙间距在 1～2cm，称为(　　)

    A. 轻度张口受限　　　　　　　　　　B. 中度张口受限

    C. 中重度张口受限　　　　　　　　　D. 重度张口受限

    E. 完全性张口受限

正确答案：B

答案解析：中度张口受限指上、下中切牙切缘间距仅可置入一横指，相当于 1～2cm。因此，此题应选B。

6. 对口底病损的临床检查通常选用(　　)

    A. 双手双合诊法　　　　　　　　　　B. 双指双合诊法

    C. CT 或核磁共振　　　　　　　　　　D. B 超

    E. 穿刺检查

正确答案：A

答案解析：对口底的病损主要通过双手双合诊法进行扪诊检查。因此，此题应选A。

7. 穿刺检查最适用于(　　)

    A. 深部实体包块的诊断　　　　　　　B. 深部囊性包块的诊断

    C. 表面实体包块的诊断　　　　　　　D. 表面新生物的诊断

    E. 浆液性炎症的诊断和鉴别诊断

正确答案：B

答案解析：穿刺检查主要用于检查有内容物的包块，多用于囊肿的鉴别诊断。因此，

此题应选 B。

8. 未经细菌侵入的创口属于(　　)

 A. 无菌创口   B. 延期愈合创口

 C. 感染创口   D. Ⅰ期愈合创口

 E. 污染创口

正确答案：A

答案解析：无菌创口指未经细菌侵入的创口，多见于外科无菌切口。因此，此题应选 A。

9. 颞下颌关节检查不包括(　　)

 A. 关节动度检查   B. 咀嚼肌检查

 C. 下颌运动检查   D. 咬合关系检查

 E. 分泌功能检查

正确答案：E

答案解析：咬合异常是颞下颌关节紊乱的病因之一，颞下颌关节检查应包括咬合关系检查。分泌功能检查属于唾液腺检查范畴，对唾液腺疾病的诊断有较大帮助。因此，此题应选 E。

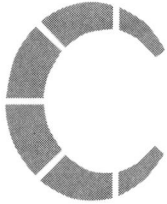

实训二

下颌传导阻滞麻醉方法

◆ **病例导入**

患者，女性，25 岁，主诉右下智齿反复发炎，现消炎要求拔除。临床检查 48 水平位埋伏阻生，术前沟通检查，患者符合手术指征及条件，那么手术应选择哪种局部麻醉方法？麻醉的注意事项有哪些？

◆ **知识要点**

采用下颌传导阻滞麻醉，麻醉神经如下。

（1）下牙槽神经：下牙槽神经是下颌神经的一个分支，在从下颌神经分支出去后，走行在外翼状肌后，发出下颌舌骨神经，最后进入下颌孔。在下颌骨内的下颌管中走行，其汇集了来自下牙槽的牙龈感觉神经和大多牙神经。

（2）颊神经：颊神经起自下颌神经前干，在靠近翼上颌裂处，从翼外肌两头之间的间隙穿出，再向前下方穿过翼颌间隙，穿入颊脂体的被膜，在被膜内穿行一段距离后，于下颌支前缘与耳垂－鼻翼平面交点附近紧靠下颌支前缘深面穿出，然后分支穿入颊肌，分布于颊黏膜、颊侧牙龈等。

（3）舌神经：舌神经和下牙槽神经从下颌神经后干发出，从翼外肌下缘中点稍外侧进入翼颌间隙。

◆ **技术操作**

一、学习要点

（1）结合颅骨标本学习下颌局部麻醉方法。
（2）以同学互相注射的方式练习麻醉的方法步骤。

二、操作规程

（一）简易流程

```
                术前评估
                   |
                   v
   术前准备  ───────────────  患者和物品准备
                   |
                   └─────────  医师准备
                   |
                   v
```

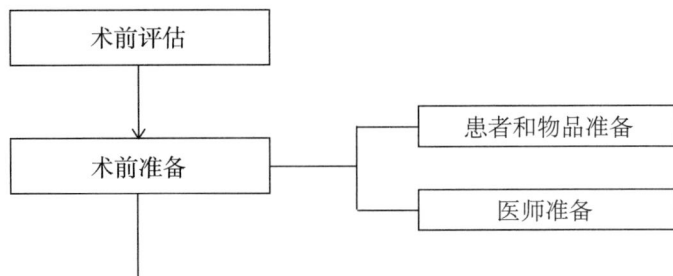

下颌传导阻滞麻醉方法

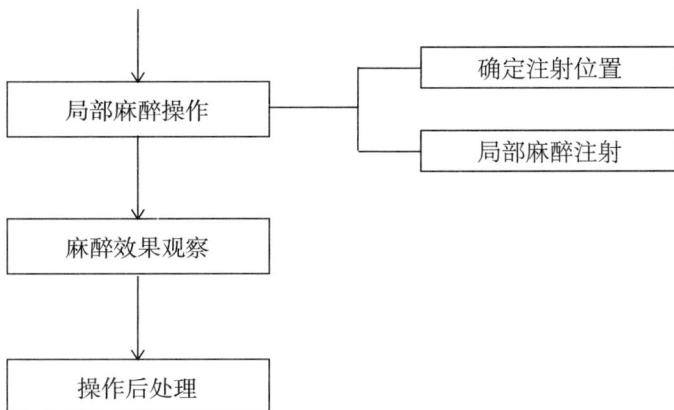

```
                                        ┌─────────────────┐
                                    ┌───┤  确定注射位置    │
┌─────────────────┐                 │   └─────────────────┘
│   局部麻醉操作   ├─────────────────┤
└────────┬────────┘                 │   ┌─────────────────┐
         │                          └───┤  局部麻醉注射    │
         ▼                              └─────────────────┘
┌─────────────────┐
│   麻醉效果观察   │
└────────┬────────┘
         │
         ▼
┌─────────────────┐
│   操作后处理     │
└─────────────────┘
```

（二）分步流程

▨ 术前评估

◆ 患者一般状况：主诉、现病史、临床检查局部情况等。

◆ 患者的药物过敏史、系统病史、拔牙禁忌证等。

◆ 评估患者局麻部位的口腔黏膜情况、下颌骨弓条件，选择正确的注射位置和角度。

▨ 术前准备

▎ 患者和物品准备

◆ 患者准备。患者就位于口腔治疗椅上，调节椅位，使下𬌗平面与地面平行，调节灯光，铺巾。

◆ 物品准备。一次性口腔治疗盘、药液、手消毒液、一次性无菌手套、黏膜消毒剂、棉签、一次性注射器（5ml）、无菌透明敷料、垫布、弯盘、锐器盒、医疗垃圾桶、生活垃圾桶。

▎ 医师准备 ▎

◆ 采用六步洗手法消毒，戴无菌手套。

◆ 核对患者情况并向其解释相关事项，协助患者达到舒适、放松的配合状态。

◆ 注射区黏膜消毒：有效碘消毒黏膜 2 次，消毒面积大于等于 $2mm \times 2mm$。

◤ 局部麻醉操作

▌确定注射位置 ▌

嘱患者大张口并使下𬌗平面与地面平行，在磨牙后方可见一纵行黏膜皱襞，即翼下颌皱襞，其深面为翼下颌韧带。另外在颊部有一由脂肪组织突起形成的三角形颊脂垫，其尖端正对翼下颌韧带中点。此二者即为注射位置的重要标志。将注射器摆向对侧前磨牙区，与中线呈45°，在𬌗平面上方1cm平行进针，以颊脂垫尖为进针点。若颊脂垫不明显，可在翼下颌皱襞中点外侧3~4mm处进针。

▌局部麻醉注射 ▌

◆ 以执笔式持注射器。

◆ 从对侧口角，第一二前磨牙上方𬌗平面上1cm处出针。

◆ 注射器与中线呈45°。

◆ 在翼下颌皱襞中点外3~4mm处入针。

◆ 注射针推进约2.5cm，针尖直触及骨壁。

◆ 回吸无血开始注射麻药1.5~2ml，注射器退出1cm，注入麻药1ml，继续退针，黏膜下注射麻药0.25~1ml。麻药注射完毕，单手复帽，将注射针头丢弃在锐器盒中。

◤ 麻醉效果观察

询问患者麻药显效情况及是否有不适。如有晕厥现象，立即将患者置于头低脚高位置，松开领口、腰带，用刺激性气味药物进行呼吸道吸入刺激，待患者面色恢复红润，微出汗时平躺。

◤ 操作后处理

◆ 整理物品：按医疗垃圾分类处理物品。

◆ 摘手套、洗手。

◆ 操作后向患者宣教。

三、注意事项

下牙槽神经、舌神经、颊神经一次阻滞麻醉失败原因如下，操作时应注意。

（1）进针点过高，针尖超过乙状切迹导致出现面瘫。

（2）进针点过低，被下颌小舌阻挡导致麻醉失败。

（3）进针点偏向内侧，进针很深仍不能触及骨面。麻醉相应肌肉神经可出现牙关紧闭、吞咽困难或一侧面瘫。

（4）进针点靠前，深度不足，注射点位于下颌升支前部，远离下牙槽神经导致麻醉失败。

◆ 考点提示

肾上腺素在局麻中的应用常作为考查的重点，需要掌握其作用原理及操作注意事项。

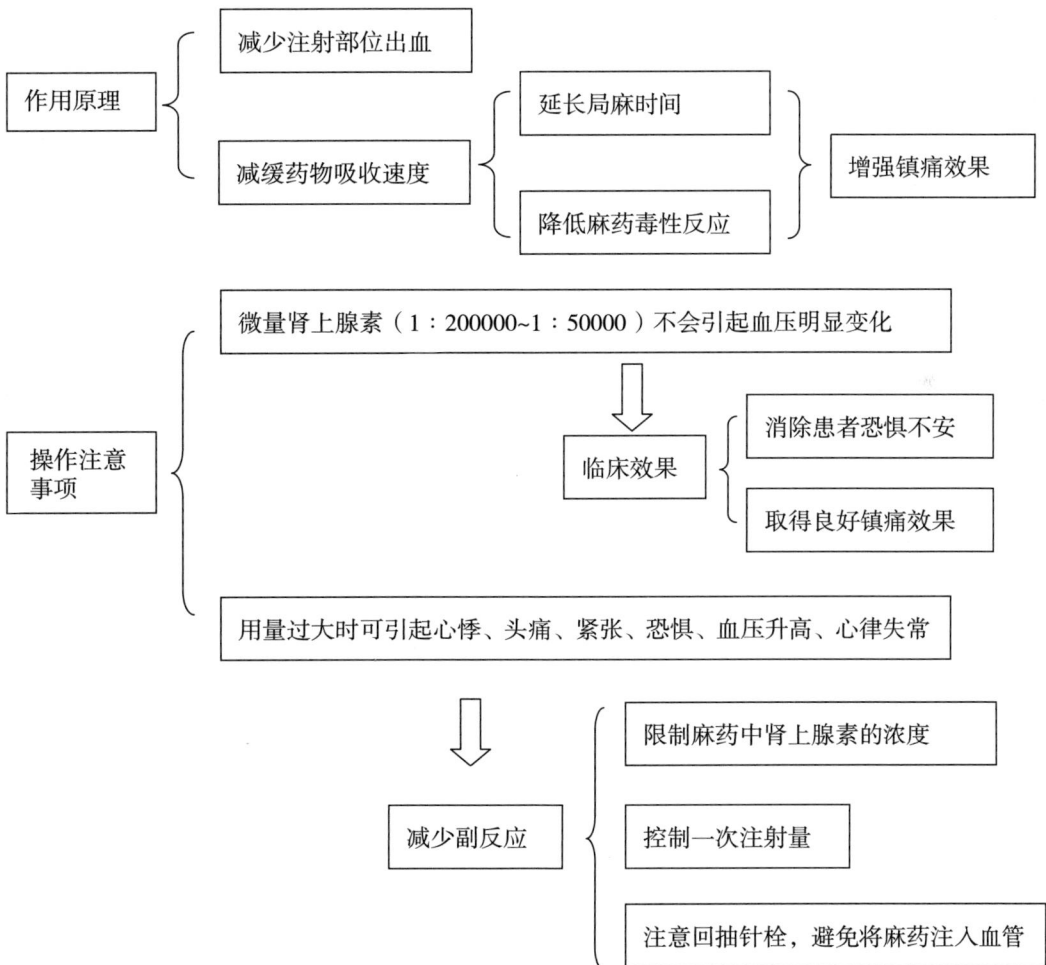

作用原理
- 减少注射部位出血
- 减缓药物吸收速度
  - 延长局麻时间
  - 降低麻药毒性反应
- 增强镇痛效果

操作注意事项
- 微量肾上腺素（1∶200000~1∶50000）不会引起血压明显变化
  → 临床效果
    - 消除患者恐惧不安
    - 取得良好镇痛效果
- 用量过大时可引起心悸、头痛、紧张、恐惧、血压升高、心律失常
  → 减少副反应
    - 限制麻药中肾上腺素的浓度
    - 控制一次注射量
    - 注意回抽针栓，避免将麻药注入血管

◆ **思 考 题**

1. 利多卡因用于阻滞麻醉的浓度是（　　　）

    A. 1%～2%　　　　　　　　　　B. 0.1%～0.2%

    C. 0.25%～0.75%　　　　　　　D. 0.25%～0.5%

    E. 2%～3%

正确答案：A

答案解析：此题考查利多卡因作为局麻药的应用。利多卡因为酰胺类中效局麻药，用于阻滞麻醉时，浓度为 1%～2%。局部浸润麻醉用 0.25%～0.5% 浓度溶液，也可用于表面麻醉，浓度为 2%～4%。因此，此题应选 A。

2. 麻醉两侧舌神经后将出现（　　　）

    A. 舌不能伸出　　　　　　　　B. 舌部诸肌松弛

    C. 舌后 1/3 味觉消失　　　　　D. 舌后 1/3 感觉消失

    E. 舌前 2/3 感觉及味觉消失

正确答案：E

答案解析：此题考查舌神经的支配范围。舌神经分布于下颌同侧舌侧牙龈、舌前 2/3 的味蕾、口底黏膜、舌下腺和下颌下腺，传导一般躯体感觉；面神经鼓索的味觉纤维随舌神经分布于舌前 2/3 的味蕾，传导舌体的味觉；面神经鼓索的副交感纤维导入舌神经下方的下颌下结节，交换神经元后的节后纤维分布于舌下腺及下颌下腺，司腺体的分泌。因此，此题应选 E。

3. 下牙槽神经阻滞麻醉是将麻药注入（　　　）

    A. 咬肌间隙　　　　　　　　　B. 翼下颌间隙

    C. 颊间隙　　　　　　　　　　D. 翼腭间隙

    E. 咽旁间隙

正确答案：B

答案解析：此题考查下牙槽神经的走行及麻醉方法。下牙槽神经与舌神经一起在翼外肌深面下行，穿出翼外肌下缘，经下颌神经沟，自下颌孔进入下颌管。行下牙槽神经阻滞麻醉时，针尖达到翼下颌间隙内，将麻药注射到下颌骨升支内侧面的下颌孔附近。因此，此题应选 B。

4. 下唇麻木是哪种阻滞麻醉注射成功的主要标志（　　　）

    A. 下牙槽神经阻滞麻醉　　　　B. 上牙槽后神经阻滞麻醉

    C. 腭前神经阻滞麻醉　　　　　D. 鼻腭神经阻滞麻醉

    E. 颊神经阻滞麻醉

正确答案：**A**

答案解析：此题考查颌面部神经的支配范围。下牙槽神经在前磨牙的下方分为两个终支：一支在骨管内继续前行称为切牙支；另一支为颏神经，向后、上、外方经颏管出颏孔，分布于第一前磨牙之前的唇侧牙龈、下唇黏膜和皮肤及颏部皮肤，传导一般躯体感觉。因此，此题应选 **A**。

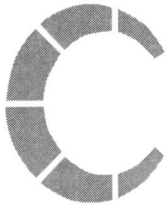

实训三

上牙槽后神经阻滞麻醉

◆ **病例导入**

患者，男性，19岁，主诉左上后牙剧烈疼痛三天，要求治疗。现病史：患者两天前自觉左上后牙自发性、阵发性剧烈疼痛，遇冷热刺激疼痛加重，并放射到同侧头面部，夜间疼痛剧烈，今来就诊。既往史：两个月前左上后牙出现冷热刺激痛，无其他不适，既往体健，否认药物过敏史。临床检查27近中邻面深龋，探诊（＋＋），露髓，叩痛（－），冷（＋＋＋），刺激去除后疼痛时间较长，牙龈无红肿，X线片显示根尖周影无明显异常。诊断：27急性牙髓炎。开髓治疗前应选择哪种局部麻醉方法？麻醉的注意事项有哪些？

◆ **知识要点**

采用上牙槽后神经阻滞麻醉。

上牙槽后神经：在上颌神经进入眶下裂之前发出，伴随同名血管下行至上颌骨后面，分出上牙龈支至上颌磨牙颊侧的黏膜及牙龈，然后进入上颌骨牙槽孔，经上颌窦后壁的牙槽管下行，分布于17、18、27、28及16、26的腭根、远中颊根及其牙周膜、牙槽骨和上颌窦的黏膜，并在16、26的近中颊根与上牙槽中神经吻合。

◆ **技术操作**

一、学习要点

（1）结合颅骨标本学习上牙槽后神经阻滞麻醉方法。
（2）以同学之间互相注射的方式练习麻醉的方法步骤。

二、操作规程

（一）简易流程

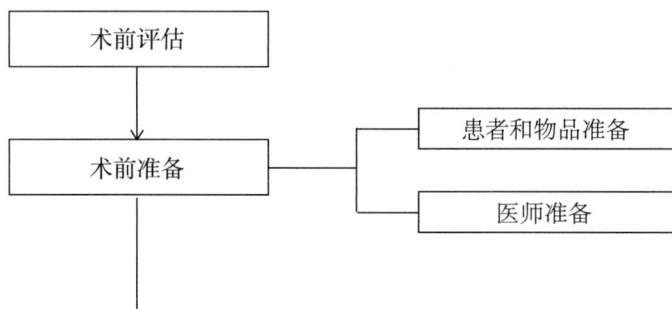

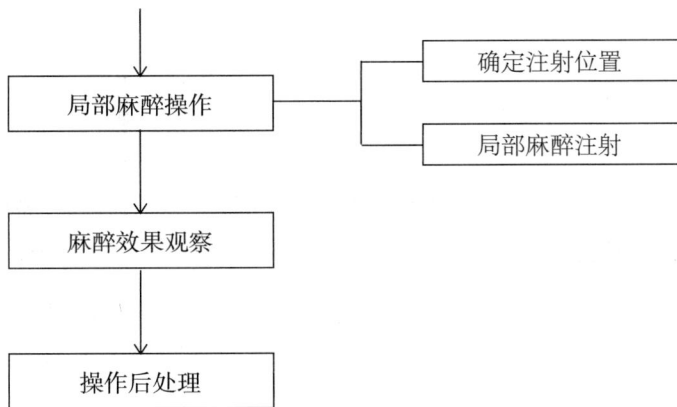

```
                    ┌─────────────────┐       ┌──────────────────┐
                    │                 │───────│   确定注射位置    │
                    │  局部麻醉操作    │       └──────────────────┘
                    │                 │       ┌──────────────────┐
                    └─────────────────┘───────│   局部麻醉注射    │
                             │                └──────────────────┘
                             ▼
                    ┌─────────────────┐
                    │  麻醉效果观察    │
                    └─────────────────┘
                             │
                             ▼
                    ┌─────────────────┐
                    │   操作后处理     │
                    └─────────────────┘
```

（二）分步流程

▨ 术前评估

◆ 患者一般状况：主诉、现病史、临床检查局部情况等。

◆ 患者的药物过敏史、系统病史等。

◆ 评估患者局麻部位的口腔黏膜情况，选择正确的注射位置和角度。

▨ 术前准备

▌ 患者和物品准备 ▌

◆ 患者准备。患者就位于口腔治疗椅上，调节椅位，使上颌牙拾平面与地面成45°，调节灯光。

◆ 物品准备。综合治疗台、常规检查器具（口镜、探针、镊子）、蘸有1%碘伏的无菌棉球、麻醉药品。

▌ 医师准备 ▌

◆ 医师采用六步洗手法消毒，戴无菌手套。

◆ 核对患者情况并向其解释相关事项，协助患者达到舒适、放松的配合状态。

◆ 注射区黏膜消毒：有效碘消毒黏膜2次，消毒面积大于等于2mm×2mm。

▨ 局部麻醉操作

▌ 确定注射位置 ▌

患者采取坐位，头微后仰，上颌牙拾平面与地面成45°，半张口，术者用口镜将口颊向后上方牵开,以显露针刺点。一般以上颌第二磨牙远中颊侧口腔前庭沟作为进针点;在上颌第二磨牙尚未萌出的儿童,则以上颌第一磨牙远中颊侧根部口腔前庭黏膜皱褶处作为进针点;对于上颌磨牙缺失的患者,则以颧牙槽嵴部的前庭沟作为进针点。

局部麻醉注射

◆ 以执笔式持注射器。

◆ 注射器针尖对着骨面,针管与同侧上后牙长轴成40°,向上后内方向刺入。

◆ 进针时针尖沿着上颌结节弧形表面滑动,深度15~16mm。

◆ 回抽无血开始注射麻药1.5~2ml。麻药注射完毕,单手复帽,将注射针头丢弃在锐器盒中。

麻醉效果观察

询问患者麻药显效情况及有无不适。如有晕厥现象,立即将患者置于头低脚高位置,松开领口、腰带,用刺激性气味药物进行呼吸道吸入刺激,待患者面色恢复红润,微出汗时平躺。

如果上牙槽后神经阻滞麻醉成功,那么注射点同侧除第一磨牙的近中颊根外的同侧磨牙牙髓、牙周膜、牙槽骨及其颊侧的黏骨膜和牙龈黏膜的感觉和痛觉消失。

操作后处理

◆ 整理物品:按医疗垃圾分类处理物品。

◆ 摘手套、洗手。

◆ 操作后向患者宣教。

三、注意事项

注意针尖刺入不宜过深,以免刺破上颌结节后方的翼静脉丛引起血肿。

◆ 考点提示

麻醉前体位的调整;是否有医嘱;进针点的位置是否正确;进针的方向、过程、深度是否正确;有无回抽无血;注射量是否正确。

◆ 思 考 题

1. 牙列完整的患者经口内注射行上牙槽后神经阻滞麻醉的进针点为(　　　　)

A. 上颌第一磨牙近中颊侧根部前庭沟

B. 上颌第一磨牙远中颊侧根部前庭沟

C. 上颌第二磨牙远中颊侧根部前庭沟

D. 上颌第二磨牙近中颊侧根部前庭沟

E. 上颌第二前磨牙近中颊侧根部前庭沟

正确答案：C

答案解析：此题考查上牙槽后神经阻滞麻醉进针点。一般以上颌第二磨牙远中颊侧口腔前庭沟作为进针点；在上颌第二磨牙尚未萌出的儿童，则以上颌第一磨牙远中颊侧根部口腔前庭黏膜皱褶处作为进针点；对于上颌磨牙缺失的患者，则以颧牙槽嵴部的前庭沟作为进针点。因此，此题应选 C。

2. 上牙槽后神经阻滞麻醉不能用于(　　)

A. 上颌磨牙拔除
B. 上颌磨牙颊侧牙龈、黏膜部位手术

C. 上颌前磨牙拔除
D. 上颌结节部手术

E. 上颌第二磨牙的牙髓治疗

正确答案：C

答案解析：此题考查上牙槽后神经的支配范围。分布于 87 | 78 及 6 | 6 的腭根、远中颊根及其牙周膜、牙槽骨和上颌窦的黏膜，并在 6 | 6 的近中颊根与上牙槽中神经吻合。此题应选 C。

3. 上牙槽后神经阻滞麻醉口内注射法患者最佳体位是 (　　)

A. 患者取坐位，头直立，大张口，上颌牙𬌗平面与地面平行

B. 患者取坐位，头微仰，半张口，上颌牙𬌗平面与地面成 45°

C. 患者取坐位，头后仰，大张口，上颌牙𬌗平面与地面成 75°

D. 患者取坐位，头后仰，大张口，上颌牙𬌗平面与地面成 45°

E. 患者取坐位，头直立，半张口，上颌牙𬌗平面与地面成 45°

正确答案：B

答案解析：此题考查上牙槽后神经阻滞麻醉口内注射法患者最佳体位。患者采取坐位，头微后仰，上颌牙𬌗平面与地面成 45°，半张口。因此，此题应选 B。

4. 拔除上颌第一磨牙，其颊侧需阻滞 (　　)

A. 上牙槽中神经
B. 上牙槽后神经

C. 两者皆需阻滞
D. 两者皆不需阻滞

E. 两者皆需阻滞＋上牙槽前神经

正确答案：C

答案解析：此题考查上牙槽后神经阻滞麻醉范围。分布于 17、18、27、28 及 16、26 的腭根、远中颊根及其牙周膜、牙槽骨和上颌窦的黏膜，并在 16、26 的近中颊根与上牙槽中神经吻合。此题应选 C。

5. 上牙槽后神经阻滞麻醉注入的麻醉药量（　　　）

A. 0～0.5ml 　　　 B. 0.5～1.0ml 　　　 C. 1.0～1.5ml 　　　 D. 1.5～2.0ml

E. 2.0～2.5ml

正确答案：D

答案解析：此题考查上牙槽后神经阻滞麻醉注射麻醉药量。回抽无血开始注射麻药 1.5～2.0ml。因此，此题应选 D。

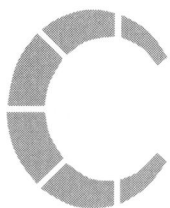

实训四

牙拔除术基本操作及下颌阻生第三磨牙拔除

◆ **病例导入**

患者，女性，26 岁，主诉右下颌智齿反复肿痛发炎，经抗感染治疗后要求拔除。查 48 近中埋伏阻生，符合手术指征及条件。待麻醉成功后，手术拔除 48 的步骤和方法包括什么？在术中应选用哪种器材？48 拔除后应注意哪些问题？

◆ **知识要点**

牙拔除术是口腔颌面外科最基本、应用最广泛的口腔手术。做完术前各项准备工作（包括向患者说明拔牙术中可能发生的情况及交代术后注意事项等，征得患者同意并签署手术同意书）后，医师应常规反复核对牙位，手术区消毒，麻醉成功后，患者若无不适，按照下列步骤和方法操作。

1. 分离牙龈 用牙龈分离器紧贴牙面仔细分离牙龈，防止损伤牙龈。

2. 挺松患牙 对坚固不松动的牙、死髓牙、冠部有较大充填物或较大破坏时，在传统方法中，应先用牙挺挺松患牙后再换用牙钳拔除。

3. 安放牙钳 正确选用并安放拔牙钳，夹紧牙齿（以钳喙不易滑动为宜），钳喙应与所拔牙的长轴方向一致。操作中注意核对牙位，勿伤及对颌牙、邻牙及牙龈。

4. 拔除患牙 夹紧牙钳后，分别使用摇动力、扭转力和牵引力拔牙。摇动力拔牙适用于拔除扁根的下前牙、前磨牙及多根的磨牙。扭转力拔牙适用于拔除根为圆锥形的牙，如上颌中切牙和尖牙。牵引力拔牙应与摇动或扭转动作相结合，向阻力最小的方向进行。如牙根有弯曲，应沿弯曲的弧线进行。

5. 拔除牙的检查 患牙拔除后应立即检查，包括牙根的数目、完整性以及牙龈有无损伤。若有断根，可拍 X 线片，将其及时取出；牙龈若有撕裂应对位缝合止血。

6. 创口处理 拔牙后，刮匙搔刮牙槽窝，旨在清除创口内的牙碎片、牙石、骨屑及炎性肉芽组织等，使新鲜血液充盈；并及时修整创面的过高骨尖、骨棱、骨嵴、牙根间隔或牙槽间隔。对有化脓性根尖周炎感染的创口应以生理盐水冲洗，并放置引流条等。嘱患者咬紧无菌干棉球 30 分钟。

◆ **技术操作**

一、学习要点

正确选择并能熟练掌握口腔常用拔牙器械的使用，熟悉规范拔牙术中的各种步骤和操作要点。

二、操作规程

（一）简易流程

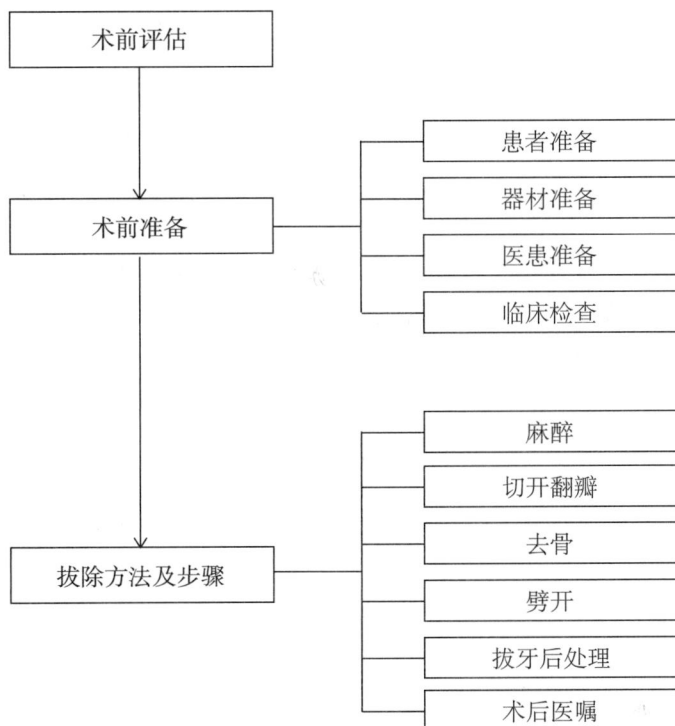

（二）分步流程

▊ 术前评估

◆ 适应证：拔除不能正常萌出且本身患有牙体或牙周疾病，影响健康邻牙者。

◆ 禁忌证：急性炎症期应暂缓拔牙。

◆ 针对患者下颌阻生第三磨牙的分类、临床检查情况、患者身体情况以及影像学检查结果等综合分析评估拔除该患牙的难易程度并制订诊疗计划，经沟通，患者充分了解病情并同意后，签署手术同意书。

▊ 术前准备

▊ 患者准备 ▊

患者就位于口腔治疗椅上，调整椅位，使下颌𬌗平面与地面平行，调节灯光，铺巾。

器材准备

仿头模、拔牙视频、一次性口腔器械盒、一次性无菌手套、手消毒液、45°反角高速手机、牙钳、牙挺（或微创器械）、相关急救药品、局部麻醉药品、无菌洞巾、牙龈分离器、骨膜分离器、刮匙、刀柄、刀片、缝合针线、线剪、无菌棉球、锐器盒、医疗垃圾桶、生活垃圾桶等。

医患准备

核对牙位，向患者解释拔牙相关事宜，协助患者取得舒适、放松的配合状态。医师在拔牙过程中要时刻关注患者的心理变化和意识状态。注意医患的安全防护措施要到位。

临床检查

遵循无菌操作原则。①口外检查：注意检查颊部有无红肿，如有，应触诊其软硬度；检查下颌下及颈部有无肿大淋巴结；检查下唇有无麻木或感觉异常；②口内检查：注意患者有无张口困难；检查第三磨牙区及磨牙后区；注意第三磨牙阻生情况及有无炎症，必要时对全口牙及黏膜等做检查；③X 线检查：注意阻生位置、牙根数目和形态、下颌神经管情况及其与第二磨牙牙根的关系等。

拔除方法及步骤

麻醉

48 一侧行常规的下牙槽、颊、舌神经一次性阻滞麻醉。

切开翻瓣

11 号手术刀切开并用骨膜分离器掀起软组织瓣，暴露手术野。其中，高位阻生牙拔除一般不需翻瓣，低位阻生者应切开覆盖的软组织并翻瓣。远中切口应在下颌支外斜线的舌侧（勿过分偏向舌侧），颊侧切口从远中切口的末端向下切至前庭沟上缘处。切开时应直达骨面，做黏骨膜全层切开。翻瓣时，由远中切口的前端开始，向下掀起颊侧黏骨膜瓣。

去骨

翻瓣后决定应去除的骨量及所在部位。通过骨凿或高速涡轮钻的应用，去除冠周足够骨质。注意事项：如咬合面、颊侧及远中皆有骨质覆盖，需去除直至牙颈部以下，去骨量决定于牙在骨内的深度、倾斜情况及根的形态等。将冠部骨阻力解除后，可根据牙根情况或将牙劈开，或再去除部分骨质，以解除根部骨阻力。去骨可用骨钻或骨凿。去骨的多少应以牙挺能否插入牙冠的近中面下方为宜。如水平阻生牙的牙冠位于第二磨牙远中面下方时，还需将牙冠及牙根分开方能拔除。

劈开

根据阻生类型，选择劈开或分割方法。注意事项：使用骨凿时，常用的劈开方向为正中劈开，置骨凿于正中发育沟处，凿长轴与牙体长轴一致。劈开后应用薄挺子先挺出远中冠及牙根，后挺出近中冠及牙根。劈开时如将牙的远中冠劈去，可试用窄而薄的双面凿从髓室底部将牙根分开，再分别去除。

拔牙后处理

阻生牙拔除后，刮匙搔刮牙槽窝，放入碘仿海绵，让新鲜血液充满牙槽窝；有断根时拍片后及时取根；牙龈撕裂时及时缝合止血，勿过紧；拭干净患者口周血迹。注意事项：遵循一般拔牙方法和原则，脱位时切忌使用暴力。拔除后要仔细检查牙根是否完整，避免残留牙根、牙龈撕裂、骨突过高等，止血、防感染、促愈合。

术后医嘱

书写病例并交代复诊事宜，不适随诊。术后5～7天拆线。

三、注意事项

（1）拔牙操作过程应严格遵守无菌观念。

（2）严格把握拔牙适应证和禁忌证。

（3）能快速准确辨识口腔常用拔牙器械并熟练掌握其操作技能。

（4）掌握传统拔牙理论，结合最新微创拔牙的新理念和新方法，与时俱进。

（5）针对操作中出现的问题，分析原因，查漏补缺，归纳总结，为临床实习和工作奠定基础。

◆ **链接**

·◆·◆· **拔牙后出血的原因** ·◆·◆·

（1）拔牙时牙龈撕裂，拔牙后未能及时缝合，造成出血不止。

（2）拔牙时损伤了周围的牙槽骨，造成局部牙槽骨骨折出血。

（3）拔牙窝内有炎性肉芽组织残留导致出血。

（4）拔牙时牙槽窝内小血管破裂导致出血。

（5）有些患者本身患有血液系统的疾病，如血友病、白血病等，这些病都会影响到机体的凝血机制而导致拔牙后出血。

（6）患者未能遵守医嘱，拔牙后不久便漱口或反复吐口水而使得牙槽窝内无法形成血凝块导致出血。

◆ **考点提示**

（1）拔牙的适应证和禁忌证。

（2）拔牙前的准备。

（3）拔牙的基本步骤及注意事项。

（4）阻生牙拔除术的概念、临床分类、手术设计和方法。

（5）牙拔除术中、术后并发症及防治原则。

◆ **思考题**

1. 血压高于（   ）时应先治疗后拔牙

   A. 180/100mmHg

   B. 160/90mmHg

   C. 140/85mmHg

   D. 130/85mmHg

   E. 120/80mmHg

正确答案：A

答案解析：当患者血压高于180/100mmHg时，应先控制血压后再行拔牙。故选A。

2. 下列不属于拔牙禁忌证的是（   ）

   A. 频发心绞痛

   B. 8个月前发生过心肌梗死

   C. 充血性心功能衰竭

   D. 未控制的心律不齐

   E. 双束支传导阻滞者

正确答案：B

答案解析：有下列情况者被视为拔牙的禁忌证：最近 6 个月内有心肌梗死病史者；近期心绞痛频繁发作者；心功能 Ⅲ～Ⅳ 级，或有端坐呼吸、发绀、颈静脉怒张和下肢水肿等症状者；心脏病合并高血压，血压高于 100/180mmHg 者；有三度和二度 Ⅱ 型房室传导阻滞、双束支阻滞或阿斯综合征（突然神志丧失合并心脏传导阻滞）史者。故排除法选 B。

3. 患者，男，34 岁，要求拔除右下水平低位埋伏阻生智齿，此时不正确的处理是(　　)

   A. 行下牙槽神经麻醉　　　　　　　　B. X 线牙片检查

   C. 舌侧翻瓣　　　　　　　　　　　　D. 术后仔细清理牙槽窝

   E. 术后口服抗生素

正确答案：C

答案解析：拔牙手术切口和累及舌侧的操作应谨慎，要注意舌神经常位于下颌第三磨牙黏膜下，有的位置较高，切勿伤及此神经。故选 C。

4. 患者，女，25 岁。诉右下后牙反复肿痛 2 个月求治。就诊时无自觉症状，有慢性原发性血小板减少性紫癜病史。口腔检查：48 垂直阻生，冠周无明显炎症。如欲行患牙拔除术则要求患者血液检查功能良好，血小板计数应达(　　)

   A. $10 \times 10^9/L$　　B. $20 \times 10^9/L$　　C. $30 \times 10^9/L$　　D. $40 \times 10^9/L$

   E. $50 \times 10^9/L$

正确答案：E

答案解析：拔牙时要求血小板计数在 $50 \times 10^9/L$ 以上，并在术中注意止血，术后继续预防出血。故选 E。

5. 下列对于拔牙术区处理的描述，错误的是(　　)

   A. 口腔为有菌环境，但不能忽视无菌技术

   B. 术前应尽量减少口腔内细菌数量

   C. 所有器械因需反复使用，应严格消毒

   D. 所用敷料应为清洁敷料，但无须严格消毒处理

   E. 拔牙中应注意预防交叉感染

正确答案：D

答案解析：口腔为有菌环境，虽然难以达到无菌程度，但是施术者不能因此而降低消毒和灭菌的要求，所有器材均需严格无菌操作。本题采用排除法，故选 D。

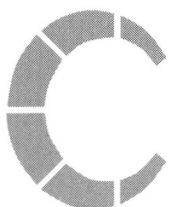

实训五

牙槽外科手术——牙槽骨修整术

◆ 病例导入

患者，男性，60岁，口内多颗牙齿松动，一个月前曾于外院拔牙，现来我院修复科要求镶牙，修复科考虑口内多处骨尖，建议行牙槽骨修整术。根据患者主观症状、临床检查，结合影像学检查，应选择哪种方式进行牙槽骨修整术？

◆ 知识要点

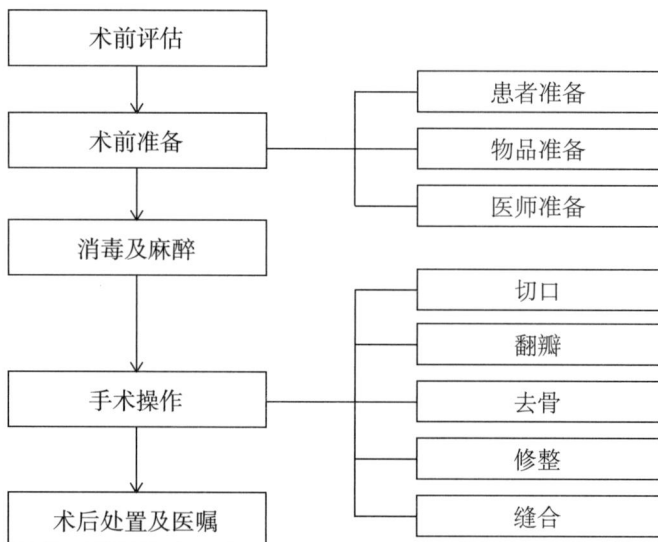

牙槽骨修整术，又称牙槽成形术、齿槽成形术，是矫正牙槽突不利于义齿戴入和就位的手术。属于修复前外科，其适应证如下。

（1）拔牙后牙槽骨吸收不全，留有尖锐的骨缘或隆起者。

（2）义齿基托下方牙槽嵴有严重突出者。

（3）即刻义齿修复者，在拔牙后需同时修整牙槽嵴，使其平坦自然。

（4）上下颌间隙过小，义齿戴入困难者。

（5）前牙牙槽骨过分前突，妨碍义齿建立正常牙𬌗并妨碍美观者。

◆ 技术操作

一、学习要点

结合颌骨的解剖特点及适应证，掌握牙槽骨修整术的目的及意义。

二、操作规程

（一）简易流程

牙槽骨修整术

术前评估

术前准备 —— 患者准备 / 物品准备 / 医师准备

消毒及麻醉

手术操作 —— 切口 / 翻瓣 / 去骨 / 修整 / 缝合

术后处置及医嘱

（二）分步流程

术前评估

◆ 患者一般状况：主诉、现病史、临床检查局部情况等。
◆ 患者的药物过敏史、系统病史、手术禁忌证等。

术前准备

患者准备

患者就位于口腔治疗椅上，调节椅位，行上颌手术时患者头部应稍后仰使张口时上颌牙的平面与地面成45°，患者的上颌与术者肩部约同一水平。行下颌手术时，应使患者大张口使下颌牙的平面与地面平行，下颌与术者的肘关节在同一高度或略低。调节灯光。

物品准备

局部麻醉药品（必兰）、麻醉器械、安尔碘和已消毒好的骨组织修整器械手术包。骨组织修整手术器械包括：洞巾、手术刀柄、15号手术刀、止血钳、针持、圆针、缝线、口镜、吸引器、纱布块以及用于骨组织修整的骨凿、骨锉、冲击式气动手机、钻针、骨膜剥离器械等。

医师准备

医师采用六步洗手法消毒，戴无菌手套。核对患者情况并向其解释相关事项，协助患者达到舒适、放松的配合状态。

消毒及麻醉

◆ 口腔消毒液含漱后，用安尔碘行口内外局部消毒。
◆ 铺无菌消毒孔巾。
◆ 采用局部黏膜下浸润麻醉，必要时可用阻滞麻醉法。

手术操作

切口

对小范围的牙槽骨修整，以弧形切口最常用。

翻瓣

大小以翻起黏骨膜瓣后能充分显露和去除骨组织为准。瓣的弧形应突向牙槽嵴顶部，绕过骨尖（或骨嵴）3~5mm即可。过小骨尖也可用经过骨尖的小直切口，凿除或刮除骨尖即可，不需翻瓣和缝合。也可不做切口，将骨尖用钝器锤平。手术区较广者多用底边在前庭沟的梯形切口。"L"形切口适用于上颌结节部位。切口设计和操作中要注意不要损伤一些重要的解剖结构（如颏神经）；切开深度应直达骨面；如采用辅助切口则要保证黏骨膜瓣有一个较宽的基部，避免组织瓣坏死。

去骨

去骨量要适当，不可过多，以免影响义齿固位及承压能力。去骨时一般用骨凿为多，磨牙牙槽中隔去骨用咬骨钳。用单面骨凿时，斜面应与骨面平行，沿骨嵴长轴方向由近中向远中。去骨后用骨锉锉平骨面，将瓣复位，再用手指在黏膜上触诊决定去骨是否适量。上颌结节骨隆突常为双侧，如对全口义齿就位有影响，只需去除结节过大的一侧，不宜过多，以利固位。去骨后外形检查时不要直接接触骨面，要在组织瓣复位后进行，因一些微小的不平整骨面在瓣复位后，不易察觉，会造成义齿佩戴不适。

修整

上颌前部牙槽骨明显前凸者，可将两侧尖牙之间的牙槽骨用钻、凿做牙槽骨的节段性截骨"∩"形整块切断，腭侧黏骨膜瓣不可分离，前凸的骨块向后推移使其移位愈合，效果较好；移位后仍然过长而下垂者，可再去除牙槽突骨质，以确保有足够的颌间距安装义齿。

缝合

牙槽突修整结束后，将翻起的组织瓣复位，间断或连续缝合。

■术后处置及医嘱

◆ 检查出血点，适当加压，如无明显活动性出血，纱布卷加压。
◆ 术后软食或全流食，术后7~10天拆线。

三、注意事项

（1）翻瓣以够用为准，不应过多，翻瓣时更不可将黏骨膜瓣穿破。

（2）去骨量不应过多，应全面考量，前后对称，左右对称。

（3）间断缝合，不用过于严密，应考虑到黏骨膜血运及引流需要。

◈ 链 接

---•-••----- **不常见的牙槽外科手术禁忌证** -----••-•---

双膦酸盐是一组用于治疗骨质疏松、Paget 病（畸形性骨炎）、恶性高钙血症、骨转移瘤及多发性骨髓瘤的药物，它对治疗骨转移类疾病、高钙血症和骨质疏松有显著疗效。但是双膦酸盐，尤其是氨羟双膦酸二钠和唑来膦酸已经和骨坏死形成了广泛的联系。它引起的骨坏死是以软组织裂开为临床特征，以骨活性的逐渐丧失、骨细胞的逐渐减少和溶解为特征性表现。所以在进行牙槽外科手术时，特别是骨相关手术时，应针对是否有长期双膦酸盐服用史进行问诊以排除禁忌证。

◈ 考点提示

（1）切口的选择。

（2）去骨方法的选择。

（3）修整步骤不可省略。

（4）缝合的间距。

◈ 思 考 题

1. 患者，女性，62 岁，下颌无牙殆，双侧下颌尖牙区舌侧有一骨隆突，轻度压痛，此时最佳处理办法是（　　）

　A. 观察，无须处理　　　　　　　B. 局部按摩

　C. 局部理疗　　　　　　　　　　D. 行牙槽突修整术

　E. 修复时加大基托

正确答案：D

答案解析：无牙殆骨隆突伴压痛，应考虑手术治疗。

2、3 题共用以下备选答案。

　A. 局部按摩　　　　　　　　　　B. 观察，局部不进行处理

　C. 舌系带延长术　　　　　　　　D. 上颌结节修整术

　E. 牙槽突修整术

2. 患者拔牙后两周，创口已愈合，局部有一骨嵴压痛明显，此时最佳处理方法是（ ）

正确答案：A

答案解析：拔牙时间较短，可以按摩观察。

3. 患者拔牙后4个月，局部愈合尚可，但有一骨嵴压痛明显，此时应（ ）

正确答案：E

答案解析：适应证明确，应手术治疗。

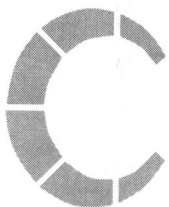

实训六

牙槽外科手术——系带矫治术

◆ 病例导入

患儿，男性，2.5 岁，家长诉自其可以言语以来口齿不清，一个月前曾于妇幼保健中心就诊，拟诊为唇舌系带过短，现来我院求治。根据患者主观症状、临床检查，是否应进行唇舌系带矫治术，如何手术？

◆ 知识要点

唇系带为束状，正常应附着于中切牙间的唇侧牙龈与牙槽黏膜交界处。若系带过于靠近牙槽嵴顶，易影响义齿基托的延伸而影响义齿的就位，产生不适感。若发于儿童则可能影响前牙的萌出和正常排列。

舌系带附着异常或过短畸形，除因牙槽嵴所致外，最多见为先天性畸形。婴儿发育不良可致 6~9 个月时下乳切牙已萌出，而舌系带仍附着于下颌骨舌侧的牙槽嵴上，造成舌系带过短。婴幼儿舌系带过短畸形，还可因舌前伸时系带与下切牙经常摩擦，而可能发生褥疮性溃疡。

唇舌系带矫治术的适应证如下。

（1）小儿上唇系带附着过低，位于牙槽嵴中切牙间，影响牙的正常排列时，需要进行唇系带修整术。

（2）无牙𬌗患者，由于唇颊舌系带或颌舌肌的附着接近牙槽嵴顶，常妨碍义齿的就位和固位者。

（3）舌系带过短，限制舌尖的运动，使其不能伸出口外，或前伸时舌尖部形成沟状，舌尖不能上卷接触上前牙影响发音。

◆ 技术操作

一、学习要点

严格掌握适应证，用手术的方法修复或矫正过短的唇舌系带，恢复正常的发音功能。

二、操作规程

（一）简易流程

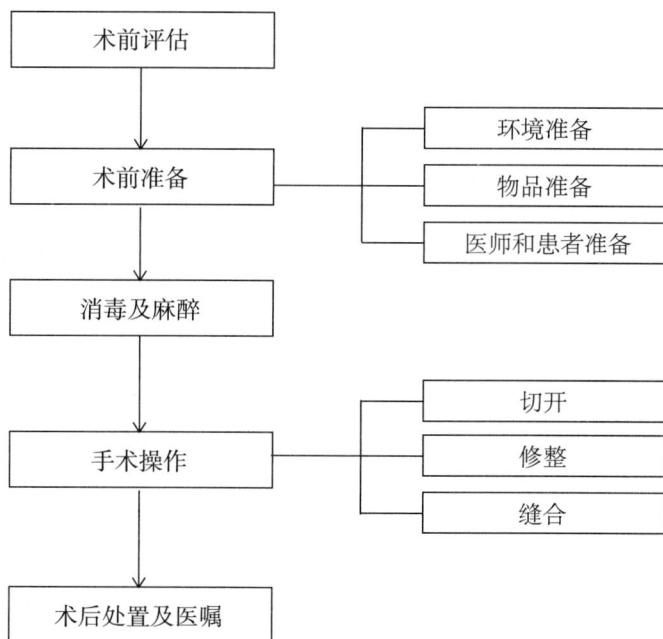

（二）分步流程

术前评估

◆ 患者一般状况：主诉、现病史、临床检查局部情况等。
◆ 患者的药物过敏史、系统病史、手术禁忌证等。

术前准备

环境准备

患者就位于口腔治疗椅上，调节椅位。行上颌手术时，患者头部应稍后仰使张口时上颌牙的平面与地面成45°，患者的上颌与术者肩部约同一水平，行下颌手术时，应使患者大张口使下颌牙的平面与地面平行，下颌与术者的肘关节在同一高度或略低。调节灯光。

物品准备

局部麻醉药品（必兰）、麻醉器械、安尔碘和已消毒好的器械手术包。手术器械包括：洞巾、手术刀柄、手术刀片、止血钳、针持、圆针、缝线、口镜、吸引器、纱布块等。

医师和患者准备

- 医师准备。采用六步洗手法消毒，戴无菌手套。
- 患者准备。核对患者情况并向其解释相关事项，协助患者达到舒适、放松的配合状态。

消毒及麻醉

- 口腔消毒液含漱后，用安尔碘行口内外局部消毒。
- 铺无菌消毒孔巾。
- 一般采用局部黏膜下浸润麻醉，必要时可以采用表面麻醉。

手术操作

- 唇系带的手术方法。

1）切开：采用横行切开纵行缝合法，将上唇向外上牵拉，紧绷系带，用小剪刀或刀片沿牙槽嵴表面将系带切断至前庭沟。

2）修整：修整唇侧多余组织，有时也需切除中切牙间的软组织，潜行游离龈创口两侧。

3）缝合：拉拢间断缝合，关闭菱形创口。

- 舌系带的手术方法是：用系带拉钩将舌腹向上抬起，或用缝线穿过舌尖牵拉舌向上，使舌系带保持紧张。

1）切开：用小剪刀或手术刀横行剪（切）开系带，剪开长度可达2cm，使舌尖在开口时能接触到上前牙舌面。

2）修整创缘。

3）缝合：可以选择缝合横行切开出现的菱形创口，如创口无出血且损伤较小可选择不缝合。

术后处置及医嘱

- 检查出血点，适当加压，如无明显活动性出血，纱布卷加压。
- 术后软食或全流食，术后5~7天拆线。对手术创伤较大者宜立即给予冷敷，术后酌情给予抗感染、消肿及镇痛药物。

三、注意事项

（1）行舌系带矫治术，注意勿损伤舌静脉和口底两侧的颌下腺导管。

（2）大部分唇系带矫治术都需切除中切牙间的软组织。

◆ **考点提示**

（1）适应证的掌握非常重要，系带矫治术有选择性。

（2）术前应考量达到手术目的所应切开的距离及深度，争取切开一次到位。

◆ **思 考 题**

1. 患者，女性，66 岁，下颌牙完全缺失，唇系带附着牙槽嵴顶，义齿进食时固位不佳，此时最佳处理方法是（   ）

  A. 重新镶牙   B. 牙槽嵴加高术

  C. 唇系带矫正术   D. 牙槽突修整术

  E. 调磨义齿进行缓冲

正确答案：C

答案解析：系带过长影响修复，应手术。

2、3 题共用以下备选答案。

  A. 局部按摩   B. 观察，局部不进行处理

  C. 舌系带延长术   D. 上颌结节修整术

  E. 牙槽突修整术

2. 患儿 3 周岁，伸舌时出现舌尖切迹，对语言进食无明显影响，此时应当进行（   ）

正确答案：B

答案解析：语言进食无明显影响的患者可以观察。

3. 患儿 1 周岁，伸舌时出现舌尖切迹，对语言进食稍有影响，此时应当（   ）

正确答案：B

答案解析：患者年龄太小，不宜门诊手术，如发音进食影响不大可以选择 2 岁再行手术，如影响过大，则建议住院手术。

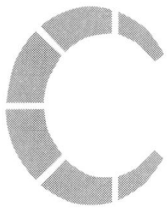

实训七

口腔种植手术

◆ **病例导入**

患者，女性，25 岁，左下第一前磨牙缺失半年，余留牙健康，现来我院种植科咨询。根据患者主观症状、临床检查和影像学检查，应如何修复患者的缺失牙？

◆ **知识要点**

口腔种植手术前，医生需要评估患者的全身状况，并进行完善的术前检查。口腔种植手术的适应证如下。

（1）上、下颌部分或个别缺牙。

（2）单颌或全口牙列缺失，尤其是下颌牙槽骨严重萎缩者。

（3）活动义齿固位差、无功能，黏膜不能耐受者。

（4）肿瘤或外伤所致单侧或双侧颌骨缺损，需功能性修复者。

（5）耳、鼻、眼 - 眶内软组织及颅面缺损的颌面赝复体修复。

口腔种植手术的禁忌证如下。

（1）全身状况差或因严重系统性疾病不能承受手术者。

（2）糖尿病患者，且血糖控制不佳。

（3）口腔内有急、慢性炎症，如牙周炎、上颌窦炎症等，应在治愈后手术。

（4）口腔或颌骨内有良、恶性肿瘤者。

（5）某些骨疾病，如骨软化症、骨硬化症等。

（6）严重习惯性磨牙者。

（7）精神病患者。

◆ **技术操作**

一、学习要点

结合上、下颌骨的应用解剖，掌握口腔种植手术的操作流程、植入原则及注意事项。

二、操作规程

（一）简易流程

```
┌──────────────┐
│   术前评估    │
└──────────────┘
        │
        ▼                    ┌──────────────────┐
┌──────────────┐       ┌─────│     患者准备      │
│   术前准备    │───────┤     └──────────────────┘
└──────────────┘       └─────┌──────────────────┐
        │                    │    手术室准备     │
        ▼                    └──────────────────┘
┌──────────────┐
│  消毒及麻醉   │
└──────────────┘
        │                    ┌──────────────────┐
        ▼              ┌─────│    切开、翻瓣     │
┌──────────────┐       │     └──────────────────┘
│              │       ├─────┌──────────────────┐
│              │       │     │     球钻定点      │
│              │       │     └──────────────────┘
│              │       ├─────┌──────────────────┐
│   手术操作    │───────┤     │  先锋钻定深度及轴向 │
│              │       │     └──────────────────┘
│              │       ├─────┌──────────────────┐
│              │       │     │     逐级扩孔      │
│              │       │     └──────────────────┘
└──────────────┘       ├─────┌──────────────────┐
        │              │     │   肩台成型与攻丝   │
        │              │     └──────────────────┘
        │              ├─────┌──────────────────┐
        │              │     │     植入种植体     │
        │              │     └──────────────────┘
        ▼              ├─────┌──────────────────┐
┌──────────────┐       │     │ 旋紧覆盖螺丝或愈合基台│
│ 术后处置及医嘱 │       │     └──────────────────┘
└──────────────┘       └─────┌──────────────────┐
                             │   软组织修整、缝合  │
                             └──────────────────┘
```

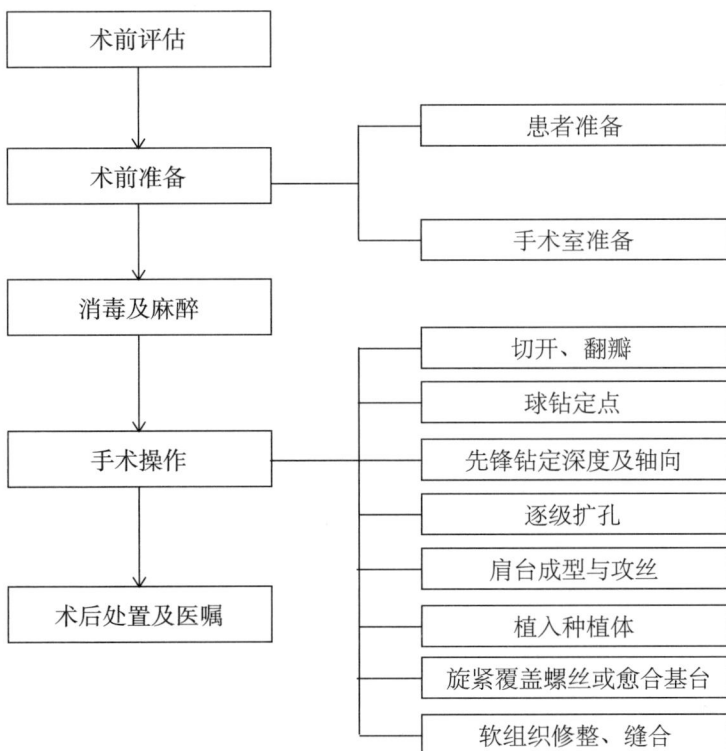

口腔种植手术

（二）分步流程

◾ 术前评估

◆ 患者一般状况：主诉、现病史、临床检查局部情况等。

◆ 术前需常规体检，判断全身状况及系统性疾病对种植手术是否有影响。

◾ 术前准备

‖ 患者准备 ‖

患者术前可预防性应用抗菌药物，同时签署知情同意书。

‖ 手术室准备 ‖

一般用品包括手术衣、手套、刀片、注射器、麻药、缝针及无菌生理盐水等。常规手术器械包括拉钩、刀柄、持针器、线剪、骨膜剥离器、刮匙、吸引器头、组织钳、纱布等。种植专用器械包括种植机、配套工具盒等。

消毒及麻醉

◆ 患者口腔消毒液含漱后，用安尔碘行口内外局部消毒。

◆ 铺无菌消毒孔巾。

◆ 采用局部黏膜下浸润麻醉，必要时可用阻滞麻醉法。

手术操作

◆ 切开、翻瓣。

◆ 球钻定点：一般采用直径 2mm 左右的球钻，做深度抵达骨松质的圆孔。

◆ 先锋麻花钻确定种植体的深度与轴向：先锋钻直径以 2mm 左右为宜，同时配合方向指示杆检查。

◆ 逐级扩孔：扩大备洞，可对轴向做微小调整。

◆ 肩台成型与攻丝：根据骨质及种植要求选择使用，应避免影响种植体初期稳定性。

◆ 植入种植体：可选择机动法或手动扳手植入法。一般植入扭力 35N/cm 为宜，若植入扭力超过 50N/cm，应考虑退出种植体。

◆ 旋紧覆盖螺丝或愈合基台：综合考虑患者的骨质、口腔卫生状况、种植体初期稳定性等，决定是否将种植体一期暴露。

◆ 修整软组织，缝合创口。

术后处置及医嘱

◆ 检查创口是否有出血。

◆ 术后可冷敷，7~10 天拆线。

三、注意事项

（1）术后 24 小时内温凉饮食为宜，必要时可冷敷。

（2）保持局部清洁。

◈ **链　接**

────•••　**数字化种植外科导板**　•••────

　　良好的种植修复要求种植体植入的位置、方向、深度均在理想位置。但由于颌骨解剖的个体差异大、术者经验不足等因素影响，种植体实际植入位置容易发生严重偏差，可能造成骨穿孔、伤及下颌神经、损伤邻牙等。因此，种植外科导板在口腔种植手术中十分必要。使用 CAD/CAM 导板引导种植手术可以实现精准、微创的外科操作。

◈ **考点提示**

　　（1）口腔种植手术的适应证。
　　（2）口腔种植手术的禁忌证。
　　（3）种植手术的基本操作过程。

◈ **思考题**

1. 种植外科并发症中淤点、紫癜、瘀斑及血肿等会造成术区及周围皮肤颜色的改变，通常在（　　）后着色消退
　　A. 7天　　　　　B. 2～3周　　　　C. 1个月　　　　D. 1～2个月
　　E. 2个月

正确答案：B

答案解析：种植术后出血、淤血、血肿等，由于随后的血红蛋白崩解可出现颜色改变。起初，病损为淡红色。1～2天后，表现为蓝黑色，第6天变为绿色，反映血红蛋白崩解产物胆绿素存在。8～9天变为黄褐色，显示胆红素产物存在。通常2～3周后着色消退。

2. 恶性肿瘤患者尤其是头颈部肿瘤患者放疗治疗（　　）年内不宜行口腔种植手术
　　A. 1～2年内　　　B. 2～3年内　　　C. 3～5年内　　　D. 4～5年内
　　E. 5年以上

正确答案：C

答案解析：种植病例应进行行术前检查与风险因素评估，在全身一般检查中，应包括出凝血时间、肝功能、血压等。女性应避开妊娠期及月经期。恶性肿瘤患者尤其是头颈

部肿瘤患者放疗术后 3～5 年内不宜手术。

3. 一个静息状态的心脏收缩期压力大于(　　)时，预示所有手术程序都必须停止直到血压下降到较安全的水平

    A. 140mmHg　　　　B. 160mmHg　　　　C. 180mmHg　　　　D. 200mmHg

    E. 110mmHg

正确答案：C

答案解析：通常一个静息状态的心脏收缩期压力大于 180mmHg 或舒张期压力大于 110mmHg，预示所有手术程序都必须停止直到血压降到较安全的水平。

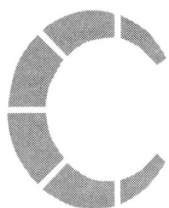

实训八

急性下颌智齿冠周炎病例诊治及口内脓肿切开引流术

◈ 病例导入

患者，男性，25 岁。一周前加班劳累后出现右下后牙区胀痛，进食、吞咽胀痛加重。3 天前，局部出现自发性跳痛，张口受限，低热，头痛。检查：右下颌角区及颊部稍肿胀，无压痛，张口度二横指，右下第三磨牙近中阻生，牙龈红肿充血，挤压可见远中盲袋有少量脓液溢出，颊侧前庭沟丰满、充血，压痛明显，咽侧壁稍充血，无压痛。针对此患者应如何诊治？如需切开引流，操作步骤及注意事项有哪些？

◈ 知识要点

急性智齿冠周炎的初期，一般无明显全身性症状，患者自觉患侧磨牙后区肿胀疼痛不适，当进食、咀嚼、吞咽、张口活动时疼痛加重。如病情继续发展，则局部可呈现自发性跳痛或沿耳颞神经分布区域产生放射性疼痛。炎症累及咀嚼肌部位时，还可引起不同程度的张口受限。如炎症持续发展，可致口腔不洁，出现口臭、舌苔变厚、患牙牙龈袋处有咸味分泌物溢出。

全身性症状可伴有不同程度的畏寒、发热、头痛、全身不适、食欲减退及大便干燥，白细胞总数升高和中性粒细胞比例上升。慢性智齿冠周炎在临床上可无明显症状，仅局部有轻度压痛、不适。

◈ 技术操作

一、学习要点

（1）急性下颌智齿冠周炎病例诊治。

（2）口内脓肿切开引流术。

二、操作规程

（一）简易流程

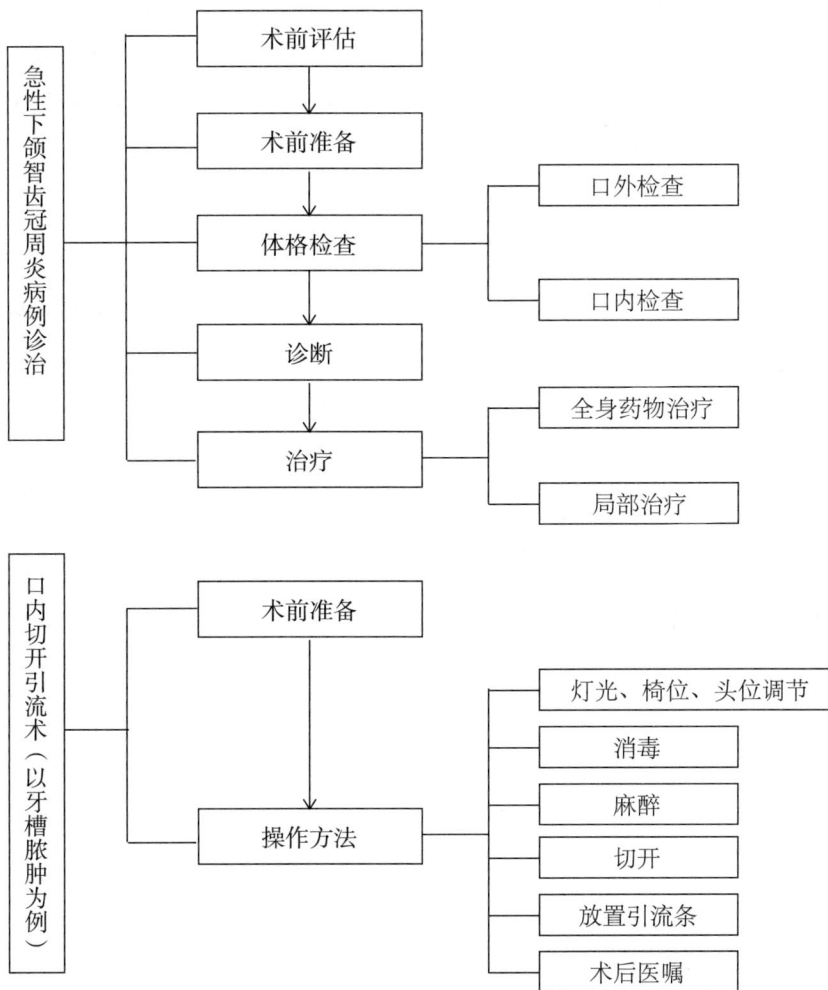

（二）分步流程

▨急性下颌智齿冠周炎病例诊治

▎术前评估▎

◆ 患者一般状况：主诉、现病史、临床检查局部情况等。

◆ 患者的药物过敏史、系统病史等。

◆ 询问患者就诊的主要原因、有无诱发因素、主要症状、疾病演变过程、伴随症状及诊疗经过。

术前准备

◆ 患者准备。患者就位于口腔治疗椅上，调节椅位，使下颌殆平面与地面平行，调节灯光，铺巾。

◆ 物品准备。一次性口腔器械盘、消毒药物、手消毒液、一次性无菌手套、棉签、5ml注射针筒、冲洗针头、生理盐水、3%过氧化氢溶液、1:5000高锰酸钾、2%碘酒、碘甘油或碘酊、11号尖刀片、刀柄、口内外消毒用具、表面麻醉药物、血管钳、碘仿纱条、医疗垃圾桶、生活垃圾桶。

◆ 医师准备。采用六步洗手法消毒，戴无菌手套。

体格检查

测体温、酌情行血常规检查。专科检查通常以颌面部检查为主。

◆ 口外检查。①面部是否对称；②有无肿胀、压痛，若有则记录其部位及范围，有无波动感，并酌情行穿刺检查；③表面皮肤有无充血，皮肤温度有无升高；④头颈部淋巴结有无肿大，并检查其大小、质地、活动度、压痛情况等。

◆ 口内检查。①记录张口度：轻度受限为上下中切牙切缘间距仅可置入二横指，相当于2~3cm。中度受限为上下中切牙切缘间距仅可置入一横指，相当于1~2cm。重度受限为上、下切牙切缘间距小于一横指；②检查下颌智齿萌出情况：智齿和邻牙有无龋坏，冠周软组织及牙龈肿胀、充血及糜烂程度，有无局部压痛，龈袋有无溢脓，相当于下颌第三磨牙颊侧黏膜处有无充血、肿胀、波动；③X线检查确定下颌智齿阻生情况：通过X线检查可了解阻生牙的萌出方向、位置、牙根形态、牙周和颌骨情况，有助于了解病情和制订诊疗计划。另外，还可了解下颌第二磨牙颈部有无龋坏，判断该牙是否可保留。

诊断

根据病史症状体检及辅助检查，正确诊断智齿冠周炎及其并发症，并根据病例分析下颌智齿冠周炎的扩散途径。

治疗

◆ 全身药物治疗。根据局部炎症进展程度（是否伴有骨髓炎和间隙感染）及全身情况（体温及血常规检查等），选择合适的抗生素种类和全身支持治疗，可口服、肌内注射或静脉滴注。

◆ 局部治疗。①局部冲洗，用生理盐水、3%过氧化氢溶液、1:5000高锰酸钾或含漱剂10~15ml，将龈瓣间隙内的食物残渣和炎症渗出物冲洗干净。冲洗时将弯形平头针针头插入龈瓣的间隙内缓慢冲洗，用棉球蘸干患部，局部置棉球或纱布隔湿，用镊子将碘甘油渗入龈瓣内，溢出部分用棉球擦干，以免灼伤黏膜。嘱患者15分钟内勿漱口，以免局部药物浓度下降；②如龈瓣已经形成脓肿，应及时切开引流；③行冠周龈瓣切除术，行急性炎症消退后，对于有足够萌出位置且牙位正常的智齿，可局麻下切除智齿牙冠龈瓣，以消除盲袋；④若伴有间隙感染和（或）颌骨骨髓炎时，则需进行相应的治疗。

▌口内切开引流术（以牙槽脓肿为例）

术前准备

术前准备工作与牙拔除术前准备基本相同。

操作方法

◆ 灯光、椅位、头位调节。同牙拔除术。

◆ 消毒。戴手套后用镊子先自口内病灶区用0.5%碘伏棉球消毒，将镊子置于污物盘中。

◆ 麻醉。黏膜下脓肿用表面麻醉，以干纱布擦干麻醉区，2%利多卡因或1%丁卡因局部涂擦1分钟左右。骨膜下脓肿用黏膜下浸润麻醉将2%利多卡因0.5~1ml注射于黏膜下组织，注意不要太深，以免注射进脓腔。

◆ 切开。在脓肿最低处和（或）最膨隆处，用11号尖刀片切开脓肿区黏膜（黏膜下脓肿）或黏骨膜（骨膜下脓肿），用血管钳探入脓腔，扩大引流口以利于引流。要求动作准确、迅速、轻柔。

◆ 放置引流条。脓液引流后向脓腔内置入碘仿纱条引流，留置引流条末端约0.5cm长在引流口外。要求将引流条一次置入脓腔底部，切忌反复塞入以免堵塞引流口，从而导致引流不畅。引流条通常每日或隔日更换，直至肿胀消退无脓液渗出为止。

◆ 术后医嘱。嘱患者术后注意事项，注意脓肿切开引流的指征。

◆ 考点提示

（1）急性智齿冠周炎的临床表现、扩散途径及治疗方法。

（2）口内切开引流术的麻醉方法、切开的位置及注意事项、置引流条的操作要求。

思考题

1. 脓肿切开引流的目的(　　)

　　A. 解除局部疼痛、肿胀　　　　　　B. 避免并发边缘性颌骨骨髓炎

　　C. 预防感染向颅内及沿血循环扩散　　D. 使脓液和坏死物排出体外

　　E. 预防淋巴结肿痛

正确答案：E

答案解析：胀肿切开引流的目的不包括预防淋巴结肿痛。故选 E。

2. 脓肿切开引流的主要指征是(　　)

　　A. 发热　　　　　　　　　　　　　B. 局部红肿、热、痛

　　C. 白细胞总数增高　　　　　　　　D. 浅部脓肿出现波动感

　　E. 引流区淋巴结肿痛

正确答案：D

答案解析：当浅部脓肿形成波动感后已经具备了切开引流的指征。故选 D。

3. 智齿冠周炎临床症状不包括(　　)

　　A. 患侧磨牙后区胀痛不适　　　　　B. 咀嚼、张口活动时疼痛加重

　　C. 局部可有波动感　　　　　　　　D. 局部可自发性跳动

　　E. 张口受限

正确答案：C

答案解析：局部有波动感是切开引流的指征，不是智齿冠周炎特有的症状。故选 C。

4. 智齿冠周炎不易扩散的间隙是(　　)

　　A. 颞间隙　　　　B. 咬肌间隙　　　　C. 翼下颌间隙　　　　D. 颌下间隙

　　E. 咽旁间隙

正确答案：A

答案解析：智齿离颞间隙较远，炎症不易扩散到颞间隙，但容易扩散到咬肌间隙、翼下颌间隙、口底多间隙等。

5. 智齿冠周炎急性期治疗不包括(　　)

　　A. 抗感染　　　　　　　　　　　　B. 镇痛

　　C. 选用抗菌药物及全身支持治疗　　D. 拔除不能萌出的阻生牙

　　E. 切开引流

正确答案：D

答案解析：禁止在急性期拔除智齿。故选 D。

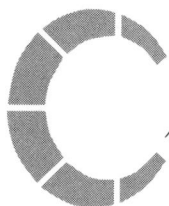

实训九

颌面部创伤的处理——上颌牙槽突骨折的牙弓夹板单颌固定

◆ 病例导入

患者，男性，30岁，主诉头面部外伤后2小时。临床检查上颌11、21、22松动及上颌骨折片移动，牙龈撕裂，术前沟通检查符合手术指征及条件，应选择哪种手术方式进行上颌骨骨折的固定？固定时需要注意的有哪些呢？

◆ 知识要点

1. 上颌骨解剖特点

（1）上颌骨体：分为四壁一腔，为前、后、上、内四壁和上颌窦腔构成的形态不规则骨体。

（2）上颌骨突：包含额突、颧突、牙槽突和腭突。

2. 上颌骨临床意义 上颌骨与多数邻骨相连，且骨体中央为一空腔，因而形成支柱式结构。

（1）当遭受外力打击时，力量可通过多数邻骨传导分散，不致发生骨折；若打击力量过重，则上颌骨和邻骨结合部最易发生骨折；当打击力量过大，传导至相邻的头颅骨骼时，常常合并颅底骨折并导致颅脑损伤。

（2）上颌骨骨质疏松，血运丰富，骨折后愈合较快，一旦骨折应及早复位，以免发生错位愈合。发生化脓感染时，疏松的骨质有利于脓液穿破骨质而达到引流的目的，因此，上颌骨较少发生颌骨骨髓炎。

3. 牙槽突骨折 牙槽突骨折常是由于外力直接作用于牙槽突所致，多见于上颌前部。可单独发生，也可与颌面部其他损伤同时发生。可为线性骨折，也可为粉碎性骨折。

（1）牙槽突骨折临床表现常伴有唇和牙龈组织的撕裂、肿胀、牙松动、牙折或牙脱落。当摇动损伤区的牙时，可见邻近数牙及骨折片随之移动。骨折片移位可引起咬合错乱。

（2）单颌牙弓夹板临床上主要用于牙槽突骨折和移位不大的颌部线性骨折。使用方法：用成品或弯制的牙弓夹板横跨骨折线安置在两侧的健康牙上，用金属丝将夹板与牙齿逐个结扎起来，利用健康牙固定骨折。

◆ 技术操作

一、学习要点

结合上颌骨牙槽突骨折特点利用单颌牙弓夹板固定骨折；利用模型练习单颌牙弓

夹板固定上颌骨牙槽突骨折的方法和步骤。

二、操作规程

（一）简易流程

```
术前评估
   │
   ▼
术前准备 ──── 患者准备
          ──── 物品准备
          ──── 临床检查
          ──── 医师准备
   │
   ▼
操作方法 ──── 无菌及消毒
          ──── 局部麻醉
          ──── 复位
          ──── 夹板预成形
          ──── 夹板结扎固定
          ──── 术后医嘱
```

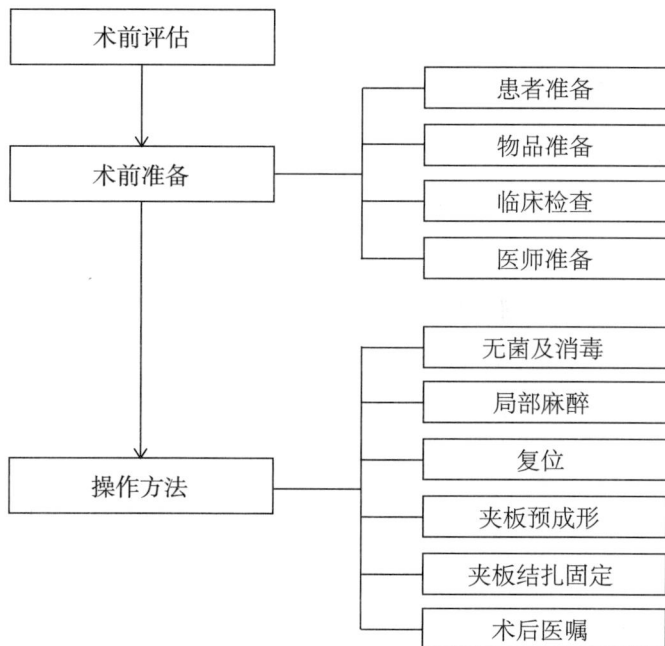

上颌牙槽突骨折的牙
弓夹板单颌固定

（二）分步流程

▌术前评估

◆ 患者一般情况：主诉、现病史、临床检查局部情况等。

◆ 患者的药物过敏史、系统病史等。

◆ 患者上颌骨骨折位置、骨折片及松动牙情况。

▌术前准备

患者准备

患者就位于口腔治疗椅上，调整椅位，调节灯光，铺巾。

物品准备

牙弓夹板、金属丝、弯制钳、技工钳、一次性口腔治疗盘、药液、手消毒液、一次性无菌手套、黏膜消毒剂、棉签、一次性注射器（5ml）、锐器盒、医疗垃圾桶、生活垃圾桶等。

临床检查

◆ 采用六步洗手法消毒，佩戴一次性无菌手套，遵循无菌操作原则。

◆ 检查松动牙及骨折片位置。

◆ X线检查。注意排除有无其他位置的骨折。

医师准备

进一步检查松动牙及骨折片位置并向其解释，协助患者达到舒适、放松的配合状态。医师在拔牙过程中要时刻关注患者的心理变化和意识状态。

操作方法

无菌及消毒

采用六步洗手法消毒，佩戴一次性无菌手套后进行注射区黏膜消毒。

局部麻醉

对牙槽突骨折部位及相应松动牙进行局部麻醉，注意回抽无血。

复位

将牙槽突骨折片及松动牙复位至正常的解剖位置。

夹板预成形

用弯制钳弯制牙弓夹板与上颌局部牙弓形态一致。弯制的牙弓夹板横跨骨折线安置到两侧健康牙，并且牙弓夹板应跨过骨折线至少3个牙位。

夹板结扎固定

取金属丝，用技工钳将夹板与牙齿逐个结扎起来。

术后医嘱

询问患者情况及有无不适，如有牙弓夹板松动及疼痛应及时调整。观察有无压迫牙龈及金属丝刺激黏膜的情况，不适随诊。

三、注意事项

（1）严格遵守无菌原则。

（2）局部麻醉时应注意回抽无血。

（3）夹板一定要弯制成和牙弓形态一致。

（4）牙弓夹板应跨过骨折线至少3个牙位。

（5）应将金属丝结扎至两牙之间以免扎伤黏膜和唇。

◈ **链　接**

—————•••—————　**夹板结扎固定效果不佳的原因**　—————•••—————

（1）夹板弯制的形态和牙弓形态不一致。

（2）牙弓夹板跨过骨折线的牙位较少。

（3）结扎丝未完全拧紧。

（4）患者未能遵守医嘱，结扎后咀嚼硬食，致结扎丝松动，引起固定效果不佳。

◈ **考点提示**

（1）牙槽突骨折片及松动牙复位至正常的解剖位置。

（2）用弯制钳弯制牙弓夹板与上颌局部牙弓形态一致。

（3）弯制的牙弓夹板横跨骨折线安置到两侧健康牙，并且牙弓夹板应跨过骨折线至少3个牙位。

（4）取金属丝用技工钳将夹板与牙齿逐个结扎起来。

（5）注意应将金属丝结扎至两牙之间以免扎伤黏膜和唇。

◈ **思考题**

1. 判断牙槽突骨折的临床注意点（　　　）

A. 牙松动　　　　B. 牙移位　　　　　C. 牙脱落　　　　　D. 骨折片出现

E. 摇动损伤区的牙时，邻近牙及骨折片随之移动

正确答案：E

答案解析：牙槽突骨折临床表现常伴有唇和牙龈组织的撕裂、肿胀、牙松动、牙折或

牙脱落。当摇动损伤区的牙时，可见邻近数牙及骨折片随之移动。故选 E。

2. 牙弓夹板固定时应跨过骨折线至少几个牙位（　　　）

A. 1 个 　　　　B. 2 个 　　　　C. 3 个 　　　　D. 4 个

E. 5 个

正确答案：C

答案解析：弯制的牙弓夹板横跨骨折线安置到两侧健康牙，并且牙弓夹板应跨过骨折线至少 3 个牙位。故选 C。

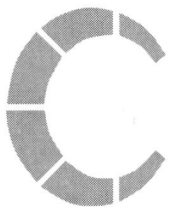

实训十

颌面部创伤的处理——
面颊部损伤清创缝合

◈ **病例导入**

患者，男性，24 岁，主诉左面颊部被钢丝绳击伤 30 分钟。未经处理，要求治疗。检查：左侧面颊部完全横贯性撕裂伤，左耳下至左上唇软组织横贯撕裂，出血凶猛，下颌关节脱位，头皮未见明显软组织挫裂伤。术前沟通检查符合手术指征及条件。手术过程中应如何清创缝合？清创缝合应注意哪些问题？

◈ **知识要点**

1. 颊部的分界 颊部的上界为颧骨下缘，下界为下颌骨下缘，前界为唇面沟，后界为咬肌前缘。

2. 颊部的组织层次 颊部由外向内分为 6 层，即皮肤、皮下组织、颊筋膜、颊肌、黏膜下层和黏膜。

（1）皮肤：薄而柔软，富于弹性，血管丰富。

（2）皮下组织：较面部其他部位发达，其中包括颊脂垫、血管、神经以及导管等。颊脂垫是一团由菲薄筋膜包被的三角形的脂肪团，其尖端指向后方，是充填颊部的主要组织。在皮下穿行的神经、血管及导管横行组由上及下依次为面神经颧支、上颊支、腮腺管、下颊支和下颌缘支；斜行组为面动脉及其后方的面静脉。在下颌骨下缘的咬肌前缘处为面动脉的压迫点。

（3）颊筋膜：位于皮下组织的深面，该筋膜覆盖于颊肌表面，向后被覆于咽肌表面的部分被称为咽筋膜。颊咽筋膜在上述两肌间增厚形成翼下颌韧带。

（4）颊肌：是颊部唯一的肌肉，腮腺管穿过该肌肉。

（5）黏膜下层：含有黏液腺。

（6）黏膜：在平对上颌第二磨牙牙冠的颊黏膜上有腮腺乳头和腮腺管口。还可见翼下颌皱襞，此为下牙槽神经阻滞麻醉的参考标志，也是翼下颌间隙及咽旁间隙口内切口的有关标志。

3. 颊部的血供 主要来自面动脉、眶下动脉、面横动脉。静脉血主要回流至面静脉。

4. 颊的淋巴回流 颊部淋巴管注入下颌下淋巴结。

5. 颊的神经分布和支配 主要为三叉神经上、下颌神经分支管理，运动由面神经支配。

◆ 技术操作

一、学习要点

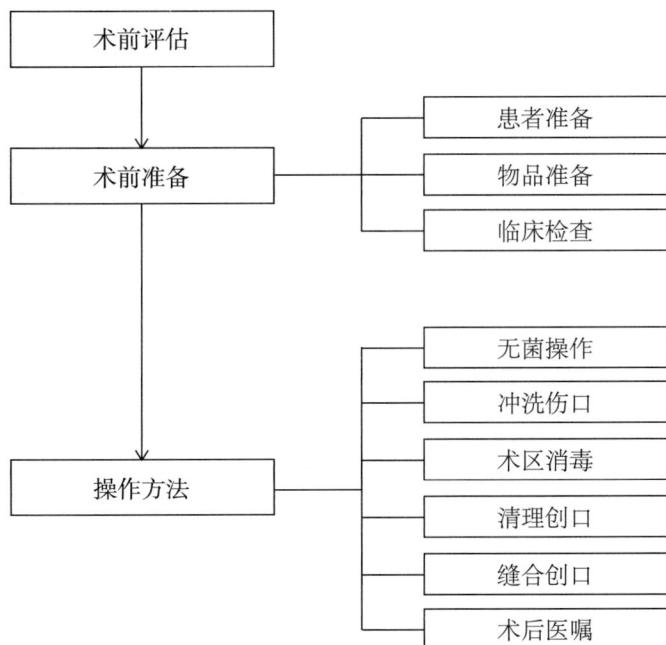

结合面颊部损伤标本学习清创缝合的方法；以同学们在标本上操作的方式练习清创缝合的方法和步骤。

二、操作规程

（一）简易流程

面颊部损伤清创缝合

```
┌──────────┐
│  术前评估  │
└──────────┘
      │
      ↓
┌──────────┐        ┌──────────┐
│  术前准备  │────────│  患者准备  │
└──────────┘   │     └──────────┘
      │        │     ┌──────────┐
      │        ├─────│  物品准备  │
      │        │     └──────────┘
      │        │     ┌──────────┐
      │        └─────│  临床检查  │
      │              └──────────┘
      │
      │              ┌──────────┐
      │        ┌─────│  无菌操作  │
      │        │     └──────────┘
      │        │     ┌──────────┐
      │        ├─────│  冲洗伤口  │
      │        │     └──────────┘
      ↓        │     ┌──────────┐
┌──────────┐   ├─────│  术区消毒  │
│  操作方法  │────────└──────────┘
└──────────┘   │     ┌──────────┐
               ├─────│  清理创口  │
               │     └──────────┘
               │     ┌──────────┐
               ├─────│  缝合创口  │
               │     └──────────┘
               │     ┌──────────┐
               └─────│  术后医嘱  │
                     └──────────┘
```

（二）分步流程

▨ 术前评估

- ◆ 患者一般状况：主诉、现病史、临床检查局部情况等。
- ◆ 患者的药物过敏史、系统病史、手术禁忌证等。
- ◆ 患者创伤部位周围皮肤黏膜情况以及损伤程度，选择正确的手术方式。

◤ 术前准备

患者准备

患者就位后调节椅位，使患者位于仰卧位，调节灯光，铺巾。

物品准备

一次性治疗盘、手消毒液、一次性无菌手套、2%利多卡因、黏膜消毒剂、生理盐水、消毒纱布、碘伏、棉签、一次性注射器（5ml）、无菌透明敷料、垫布、弯盘、锐器盒、医疗垃圾桶、生活垃圾桶等。

临床检查

遵循无菌操作原则。①口外检查：注意检查面颊部创口的长度及深度；检查有无面神经分支损伤即有无面颊部麻木及感觉异常等；②口内检查：注意患者口内黏膜情况以及口内外有无贯通；注意腮腺导管口能否正常分泌液体判断有无腮腺导管断裂；③X线检查：注意面颊部深部损伤异物的位置。

◤ 操作方法

无菌操作

采用六步洗手法消毒，佩戴一次性无菌手套。

冲洗伤口

用消毒纱布盖住创口，用大量的生理盐水洗净创口周围的皮肤，然后在局部麻醉下用大量的生理盐水或1%过氧化氢溶液反复冲洗创口。

术区消毒

碘伏消毒皮肤3次，面积在10cm×10cm以上。

清理创口

清除创口内异物，略加修整创缘。

缝合创口

手术缝合时一般边距2~3cm，针距3~5cm，垂直进针以防创缘内卷或过度外翻。

◆ 单纯裂伤可清创后分层缝合。

◆ 如伤口过长，可设计多个小"Z"字形切口，交叉换位缝合，形成曲线瘢痕，防止直线瘢痕挛缩。

◆ 贯通伤如无组织缺损，清创后先缝合关闭口腔黏膜伤口，再清洗创腔，缝合肌层和皮肤。

◆ 如有口腔黏膜或皮肤少量缺损，可在皮肤及口腔黏膜周围做潜行分离，必要时做附加切口，滑行或转移组织瓣缝合。

◆ 如为组织缺损较多的贯通伤，应行一期皮瓣或复合组织瓣转移修复术，如无条件，可将口腔黏膜创缘与皮肤创缘相对缝合，以消灭创面，所遗留洞穿缺损，待后期整复。

术后医嘱

书写病例并交代相关注意事项，不适随诊。术后 7~10 天拆线。

三、注意事项

（1）缝合操作过程严格遵守无菌观念。

（2）手术缝合时一般边距 2~3cm，针距 3~5cm，垂直进针以防创缘内卷或过度外翻。

（3）注意保留健康组织，部分游离的组织凡有软组织相连、清创时可见者均应保留。

（4）清创时应注意面神经及腮腺导管是否有损伤，并同时分别予以修复。

（5）清创后缝合时应注意恢复口角、眼睑的自然位置。

◆ **链　接**

> **————•••—— 缝合后出现感染的原因 ——•••————**
>
> （1）术者在操作过程中未严格遵守无菌操作。
>
> （2）清创时未完全将异物清除干净，未将坏死组织清理干净。
>
> （3）消毒面积及消毒次数不够等。

◈ **考点提示**

（1）颊部分界及组织分层。

（2）缝合前的术前评估。

（3）缝合的方法和基本步骤。

（4）缝合时的注意事项。

◈ **思 考 题**

1. 面颊部开放性损伤，受伤后 12 小时就诊，局部处理为（　　　）

    A. 清创延期缝合　　　　　　　　B. 清创不缝合

    C. 做感染伤口处理，换药不清创　　D. 清创一期缝合

    E. 伤口内应用抗生素

正确答案：D

答案解析：面颊部开放性损伤后应尽早进行清创处理和早期创口缝合。

2. 处理颊部软组织损伤时应注意（　　　）

    A. 注意组织对位缝合

    B. 尽早关闭创口

    C. 如无组织缺损应黏膜、肌层、皮肤贯穿缝合

    D. 有较大组织缺损也可以分层拉拢缝合

    E. 有皮肤缺损时应立争做带蒂或游离皮瓣移植

正确答案：A、B、E

答案解析：处理颊部软组织损伤时应注意组织对位缝合，应尽早关闭创口。在有皮肤缺损时应立争做带蒂或游离皮瓣移植。

3. 一般整复手术的皮肤缝合边距及针距分别是（　　　）

    A. 2～3mm，3～5mm　　　　　　B. 3～5mm，2～3mm

    C. 1～2mm，2～3mm　　　　　　D. 3～5mm，6～7mm

    E. 4～6mm，5～7mm

正确答案：A

答案解析：手术缝合皮肤时一般边距 2～3cm，针距 3～5cm。故正确答案选 A。

4. 以下哪种消毒剂用于面颊部消毒（　　　）

    A. 1% 的碘酊　　　　　　　　　B. 含 2% 有效碘的碘伏

    C. 75% 的乙醇　　　　　　　　　D. 0.1% 的氯己定

E. 2%的碘酊

正确答案：E

答案解析：消毒颌面颈部需要2%的碘酊；口腔内1%；头皮部位3%。0.1%的氯己定可用于口内消毒。含0.5%有效碘的碘伏可用于皮肤和手的消毒。75%的乙醇消毒力弱，常与碘酊先后使用，起脱碘作用。

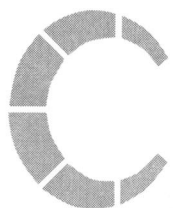

实训十一

口腔颌面部肿瘤检查与诊断

病例导入

患者，女性，55 岁，主诉左舌缘肿物伴疼痛 1 个月，肿物持续增大，现入院治疗。应该对患者进行哪些检查，做出准确的临床诊断？

知识要点

（一）门诊病历书写规范

1. 主诉 患者就诊时的主要症状和体征的概括，包括部位、病变性质、伴随症状及时间。要求简明扼要，与诊断呼应，不使用诊断性名词。

2. 病史 以现病史为主，既往史中有阳性者应做记录。现病史应当围绕主诉详尽描述，原则上应当包括：起病情况与患病时间、主要症状特点、病因与诱因、病情的演变、伴随症状、与本病有鉴别意义的阳性症状、诊治经过以及目前的全身情况。

3. 检查 以口腔颌面部检查为主，如有全身性疾病时应做必要检查。专科检查应当先口外再口内。口外检查包括：①面部对称情况，如肿瘤累及面部，应记录周界、直径大小、色泽、性质、活动度及是否有功能障碍。必要时可图示；②淋巴结有无肿大，如肿大应记录部位、数目、性质、活动度及有无压痛等；③颞下颌关节、唾液腺等相应检查（见各章具体检查方法）。口内检查包括：①张口度、病变部位、周界、大小、性质等，溃疡肿物应注意深部浸润块的大小及活动度；②对黏膜、牙列、牙体及牙周情况亦应做记录；③如有特殊检查，需如实记录检查结果，外院检查要标明医院具体名称及检查编号。

4. 诊断 根据病史及检查结果做出诊断，包括肿瘤部位、良恶性、组织来源及 TNM 分类。

5. 处理 制订治疗计划或进一步检查计划。

6. 签名 实习医师应有上级医师签名。

（二）面颈部淋巴结的分区分布（图 11 - 1）

（1）由后向前分别为：枕部淋巴结、耳后淋巴结、耳前淋巴结、腮腺淋巴结、颊部淋巴结。

（2）由上自下分别为：下颌下淋巴结、颏下淋巴结，颈深上、中、下淋巴结，锁骨

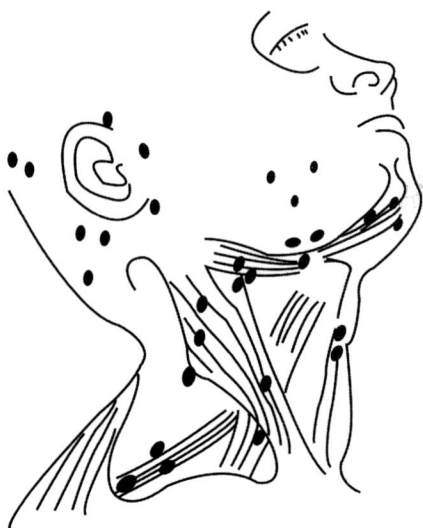

图 11 - 1　颈部淋巴结的分区

上窝淋巴结。

（三）淋巴结检查方法

检查时患者取坐位，检查者在其右前方或右后方，嘱患者低头，略偏向检查侧，使皮肤肌肉松弛。检查时按照一定顺序，由浅入深，滑动触诊。检查时应注意淋巴结所在部位、大小、数量、活动度、有无压痛，以及皮肤或基底部有无粘连。

（四）活组织检查

活组织检查是从病变部位取一小块组织制成切片，通过适当染色后，在显微镜下观察细胞的形态和结构，以确定病变性质、肿瘤类型及分化程度的检查方法。常用活组织检查包括：切取或钳取活体组织检查、吸取活体组织检查、切除活体组织检查、冰冻活体组织检查。

◈ 技术操作

一、学习要点

（1）掌握专科病史的采集、书写及要求。

（2）熟悉口腔颌面部肿物的检查方法和淋巴结检查方法。

（3）熟悉活体组织检查的方法、步骤以及注意事项。

二、操作规程

（一）简易流程

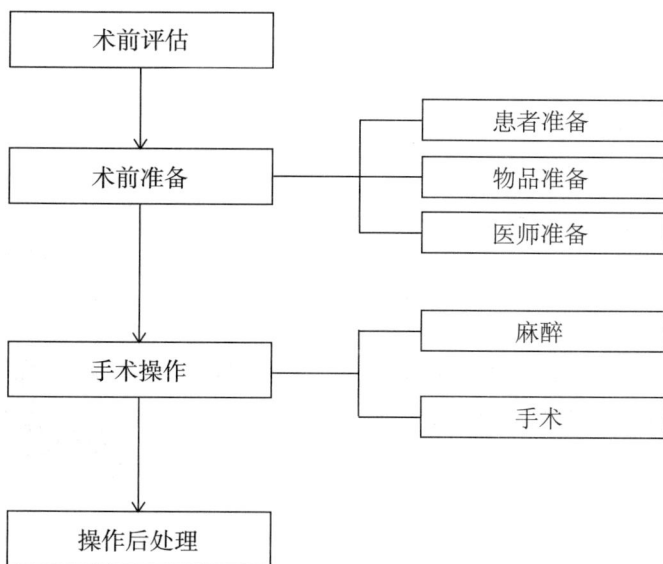

切取活检

（二）分步流程

▧术前评估

患者全身状况、既往病史（高血压、糖尿病、心脏病等）、过敏史、有无手术禁忌证；必要的实验室检查。局部手术适应证：位置表浅或有溃疡的较大肿物。对于位置较深，或者一些特殊类型的肿瘤，不宜切取活检（血管瘤、恶性黑色素瘤）。

▧术前准备

患者准备

患者坐位或半卧位，调节灯光，铺巾。

物品准备

无菌手术包、局麻药液、手消毒液、一次性无菌手套、黏膜消毒剂、棉签、一次性注射器（5ml）、无菌纱布、病理袋（10%福尔马林溶液）、锐器盒、医疗垃圾桶、生活垃圾桶。

医师准备

采用六步洗手法消毒，佩戴一次性无菌手套。分区摆放无菌物品、污染物品、垃圾。与患者核对并向其解释手术相关情况，做好心理疏导，协助患者达到舒适放松的配合状态。

▧手术操作

麻醉

采用表面涂敷麻醉或神经干阻滞麻醉。

手术

使用11号手术刀，在肿瘤边缘与正常组织交界处切取0.5~1.0cm楔状组织。切下组织尽快放入10%福尔马林溶液中固定。术后伤口用无菌纱布压迫止血，如无效可缝合1~2针。

▧操作后处理

◆ 整理物品：按医疗垃圾分类处理术中使用物品。

◆ 摘手套、洗手。

◆ 术后宣教，告知患者注意事项。

三、注意事项

（1）术区消毒不可用有色消毒剂消毒。

（2）不可行局部浸润麻醉。

（3）术中动作应轻柔，避免挤压、钳夹瘤体。

（4）溃疡型肿物不可在溃疡中心切取。

（5）不可使用电刀切取。

◈ 考点提示

（1）病历书写应符合规范，完整、全面。

（2）面颈部淋巴结的检查方法。

（3）外科无菌操作规范，切取活检的适应证以及手术注意事项。

◈ 链 接

———•••——— **实训操作评定** ———•••———

（1）病历书写各项要点完整，时间轴合理，检查充分，诊断准确。

（2）操作过程应严格遵守无菌观念。

（3）注意手术流程，避免不规范操作，避免取材不典型造成的无法诊断。

◈ 思 考 题

1. 现病史中不应该包括（　　）

A. 发病开始的时间和当时的情况，以及相关发病因素

B. 疾病发展过程

C. 疾病治疗经过

D. 输血和输血反应史

E. 目前的主要症状和需要解决的问题

正确答案：D

答案解析：输血和输血反应史是既往史的内容，不属于现病史。

2. 上下中切牙间距为 1～2cm，称为（　　　）

  A. 轻度张口受限   B. 中度张口受限

  C. 中重度张口受限   D. 重度张口受限

  E. 完全性张口受限

正确答案：B

答案解析：开口受限分度：轻度，上下切牙切缘间距 2～2.5cm；中度，上下切牙切缘间距 1～2cm；重度，上下切牙切缘间距小于 1cm；完全张口受限，完全不能张口，牙关紧闭。

3. 不属于活体组织检查的是（　　　）

  A. 穿刺检查   B. 切取或钳取活体组织检查

  C. 吸取活体组织检查   D. 切除活体组织检查

  E. 冰冻活体组织检查

正确答案：A

答案解析：穿刺检查与活体组织检查都是颌面外科常见的辅助检查方法，活体组织检查包括：切取活体组织检查、吸取活体组织检查、切除活体组织检查、冰冻活体组织检查。

4. 关于切取活检，以下操作不正确的是（　　　）

  A. 应采用手术区域神经阻滞麻醉

  B. 可以使用含碘消毒剂消毒术区

  C. 应在病变和正常组织交界处切取标本

  D. 组织块要有足够的体积和切取深度

  E. 采用压迫止血，必要时可缝合

正确答案：B

答案解析：切取活检的原则：术区消毒不可用有色消毒剂消毒；不可行局部浸润麻醉；术中动作应轻柔，避免挤压、钳夹瘤体；溃疡型肿物不可在溃疡中心取；不可使用电刀切取。因此，使用含碘消毒剂为错误答案。

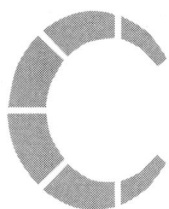

实训十二

涎腺疾病的临床诊治——舌下腺囊肿

◈ 病例导入

患者，女性，32 岁，主诉左侧口底区有一肿物 3 个月，曾自行破溃，并有黏稠液体流出，无其他不适感。根据临床检查做出诊断及鉴别诊断，并写出门诊病历。

◈ 知识要点

1. 舌下腺囊肿的病因 舌下腺囊肿俗称蛤蟆肿，其发生原因有 2 个，一是由于导管远端阻塞，涎液持续分泌，致使导管近端扩张，形成上皮囊肿，即潴留性囊肿。二是由于腺体破损，涎液分泌到组织间隙，形成无上皮衬里的外渗性囊肿。

2. 舌下腺囊肿的分型 舌下腺囊肿好发于青少年，临床上可分为 3 种类型。

（1）单纯型：占舌下腺囊肿的大多数，囊肿位于下颌舌骨肌以上的舌下区，表面呈浅蓝色，扪之柔软有波动感。囊肿多位于一侧口底区，较大的囊肿可扩展至对侧，甚至使舌体抬高，似"重舌"。囊肿破溃后，可流出略带黄色或蛋清样黏稠液体，可暂时消失，囊肿再次出现。

（2）口外型：囊肿主要表现为颌下区肿物，口底区表现不明显，触之柔软，活动度良好，边界清楚，穿刺检查可抽出蛋清样黏稠液体。

（3）哑铃型：即在舌下区及颌下区均可见囊性肿物，为以上 2 种类型的混合。

3. 舌下腺囊肿的治疗 切除舌下腺是根治舌下腺囊肿的方法，囊壁组织不必彻底摘除，部分残留不会造成囊肿的复发。对于口外型囊肿，摘除舌下腺后，将囊腔内囊液吸净，颌下区局部加压包扎即可，不必行颌下切口摘除囊壁组织。

◈ 技术操作

一、学习要点

掌握舌下腺囊肿的临床表现、检查要点及鉴别诊断，结合临床检查写出门诊病历。

二、操作规程

（一）简易流程

```
患者的一般状况 ─┬─ 主诉
                ├─ 现病史
                ├─ 既往史
                ├─ 食物药物过敏史
                ├─ 个人史
                └─ 家族史
        │
操作前准备 ─┬─ 患者准备
            └─ 物品准备
        │
操作方法 ─┬─ 无菌操作
          ├─ 专科检查
          └─ 特殊检查
        │
操作后处理 ─┬─ 穿刺点处理
            └─ 物品处理
```

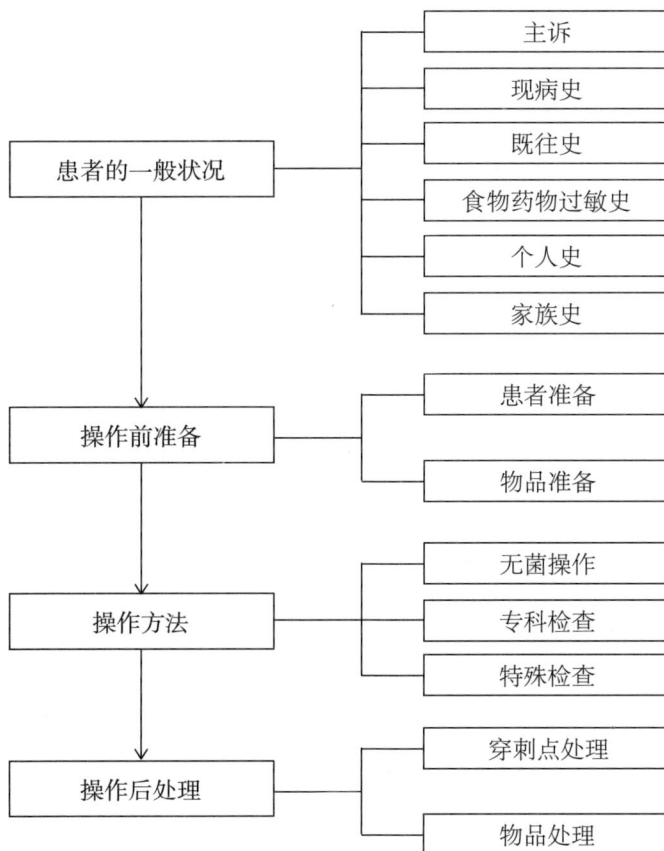

舌下腺囊肿诊治

（二）分步流程

患者的一般状况

主诉

单侧或双侧舌下区表现、持续时间。

现病史

症状的发生时间、持续时间，期间进行治疗情况，症状有无缓解，目前情况如何。

既往史

了解患者既往病史，有无系统性疾病，如高血压、心脏病、糖尿病、肝炎、结核等，了解患者有无外伤史、手术史及输血史等情况。

食物药物过敏史

有无食物药物过敏史，若有，记录过敏的药物及食物。

个人史

主要了解患者是否有疫区接触史、冶游史，是否有不良嗜好。

家族史

了解患者有无家族性遗传病史。

◼ 操作前准备

患者准备

患者就位于口腔治疗椅上，调节椅位，使下颌𬌗平面与地面平行，调节灯光。

物品准备

一次性口腔治疗盘、手消毒液、黏膜消毒液或皮肤消毒液、一次性无菌手套、棉签、无菌纱布、一次性注射器（20ml）、无菌透明敷料、垫布、锐器盒、医疗垃圾桶。

◼ 操作方法

无菌操作

采用六步洗手法消毒，佩戴无菌手套。

专科检查

嘱患者张口，观察囊肿位置、黏膜颜色，颈部是否有肿胀，通过双合诊明确囊肿的质地、界限、是否有压痛，自后向前排除口底黏膜下方是否有占位性病变。

特殊检查

为进一步明确诊断，可在囊肿表面黏膜处消毒后，用 20ml 一次性注射器进行穿刺，穿刺物为黏稠淡黄色清亮液体。如果颈部存在肿胀，则在肿胀的最低位进行穿刺，有落空感时进行回抽。

■ 操作后处理

||| 穿刺点处理 |||

嘱患者用棉签或无菌纱布压迫皮肤穿刺点 10 分钟。

||| 物品处理 |||

医疗垃圾分类处理。摘手套、洗手。

三、注意事项

（1）注意患者的主诉、既往史、药物过敏史。

（2）专科检查时应行双合诊，穿刺检查时应注意无菌操作。

◆ 链　接

———•••———　舌下腺的解剖　———•••———

　　舌下腺（sublingual gland）是大唾液腺中最小的腺体，属黏液性为主的混合腺。腺体窄、扁平，外形似杏仁，重约 4g，位于口底黏膜舌下皱襞深面、下颌舌骨肌上方。腺体前面在颏舌肌的前方正中线与对侧舌下腺前端相邻，后面与下颌下腺深部相邻，外侧面为舌下腺窝，内侧隔舌神经及下颌下腺导管与颏舌肌毗邻。舌下腺导管有大、小两种，大管 1 对，与下颌下腺管共同开口于舌下肉阜；小管 8～20 条，开口于舌下皱襞表面。

　　舌下腺的感觉神经由三叉神经的舌神经分支管理；分泌神经经面神经鼓索支的副交感纤维，随舌神经入颌下神经节，其节后纤维分布于腺体；腺体的交感神经节后纤维来自交感干颈上神经节。舌下腺的动脉血来自舌下动脉和颏下动脉，静脉血经面前静脉经面总静脉及舌静脉汇入颈内静脉，淋巴直接或经颏下、下颌下淋巴结回流至颈深上淋巴结群。

◆ 考点提示

鉴别诊断

临床诊疗过程中，舌下腺囊肿应与颌下区囊性水瘤及口底皮样囊肿相鉴别。囊性水瘤常见于婴幼儿，穿刺检查见囊腔内容物稀薄，淡黄清亮无黏液，涂片镜检可见淋巴细胞。口底皮样囊肿多位于口底正中，边界清楚，圆形或卵圆形，表面黏膜及囊壁厚，囊腔内含皮质性分泌物，扪之有面团样柔韧感，穿刺无淡黄色黏稠液体，肿物表面黏膜颜色与口底黏膜相似，非浅紫蓝色。

◆ 思 考 题

1. 舌下腺是(   )腺体

    A. 浆液性   B. 黏液性

    C. 浆液性为主的   D. 黏液性为主的

    E. 约占口腔唾液分泌的 60% 的

正确答案：D

答案解析：舌下腺是大唾液腺中最小的腺体，属黏液性为主的混合腺。

2. 下列哪项不是舌下腺囊肿需鉴别的疾病(   )

    A. 淋巴管畸形   B. 静脉畸形

    C. 舌下腺肿瘤   D. 口底皮样囊肿

    E. 较大的舌前腺囊肿

正确答案：C

答案解析：舌下腺肿瘤表现为质地硬，边界或不规则，舌神经受累，或伴有神经症状，CT 及 MRI 影像学表现有别于其他三项。

3. 舌下腺的分泌神经为 (   )

    A. 交感神经   B. 面神经

    C. 鼓索   D. 三叉神经

    E. 舌神经

正确答案：C

答案解析：舌下腺的分泌神经经面神经鼓索支的副交感纤维，随舌神经入下颌下神经节，其节后纤维分布于腺体，支配腺体分泌。

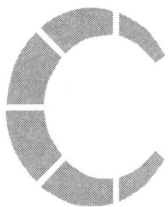

实训十三

涎腺疾病的临床诊治——
慢性阻塞性腮腺炎

◈ **病例导入** ◈

患者，男性，15 岁，右面部反复肿胀，伴口内偶有带咸味液体流出，要求诊治。临床检查右面部腮腺区肿胀，导管口红肿，按压腮腺区可见浑浊液体流出。术前专科检查通过哪些特征性临床表现明确诊断，需要和哪些疾病进行鉴别诊断？明确诊断后如何治疗？

◈ **知识要点** ◈

1. 慢性阻塞性腮腺炎病因　发病原因多由局部因素引起，如智齿萌出、腮腺导管口被咬伤、瘢痕愈合导致导管口狭窄。不良修复体导致腮腺导管口损伤，愈合后造成导管口狭窄。部分由导管口或导管内结石或异物所致。腮腺导管系统较长、较细、易于唾液淤积，也是发病因素之一。

2. 慢性阻塞性腮腺炎主要病理特征　慢性阻塞性腮腺炎病理特征表现为：①导管扩张；②腺泡萎缩；③分泌物管腔内潴留。

3. 慢性阻塞性腮腺炎腮腺造影表现　慢性阻塞性腮腺炎腮腺造影表现为主导管、叶间导管、小叶间导管部分扩张部分狭窄，呈"腊肠样"改变。

4. 慢性阻塞性腮腺炎临床表现　大多发生于中年，男性略多于女性，多单侧受累，偶有累及双侧，肿胀多与进食有关，部分患者与进食无明确关系，晨起自觉肿胀，按摩后有分泌物由导管口流出，随之症状减轻。局部表现为腮腺肿大，中等硬度，轻微压痛，导管口红肿，按压腮腺区导管口可见浑浊分泌物，呈"雪花样"或"蛋清样"。

◈ **技术操作** ◈

一、学习要点

掌握慢性阻塞性腮腺炎的病因、病理表现、腮腺造影特点及临床表现，掌握腮腺疾病的检查方法。

二、操作规程

（一）简易流程

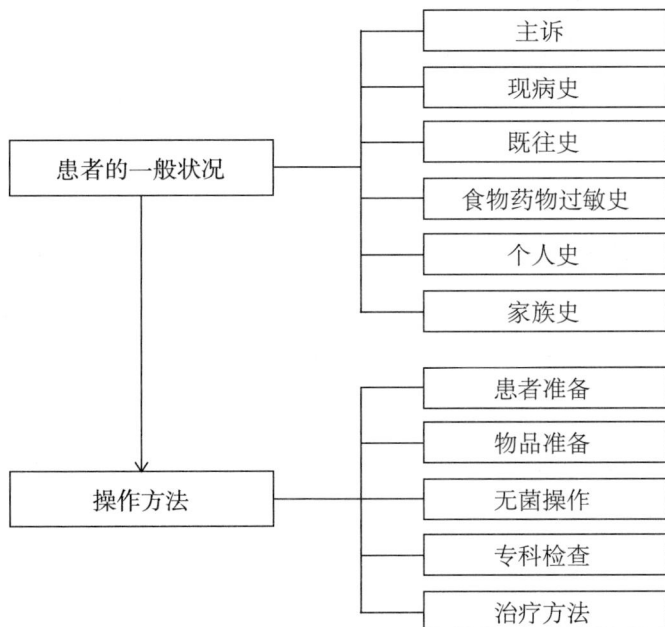

（二）分步流程

▣ 患者的一般状况

‖ 主诉 ‖

单侧或双侧腮腺区的主要症状，红肿、胀痛等表现，持续时间。

‖ 现病史 ‖

患者什么时间开始出现症状，持续时间，期间进行治疗情况，症状有无缓解，目前情况如何。

‖ 既往史 ‖

了解患者既往病史，有无系统性疾病，如高血压、心脏病、糖尿病、肝炎、结核等，了解患者有无外伤史、手术史及输血史等情况。

‖ 食物药物过敏史 ‖

有无食物药物过敏史，若有，记录过敏的药物及食物。

个人史

主要了解患者是否有疫区接触史、冶游史，是否有不良嗜好。

家族史

了解患者有无家族性遗传病史。

操作方法

患者准备

患者就位于口腔治疗椅上，调节椅位，调节灯光。

物品准备

一次性口腔治疗盘、手消毒液、一次性无菌手套、医疗垃圾桶。

无菌操作

采用六步洗手法消毒，佩戴无菌手套。

专科检查

观察两侧面部是否对称，皮肤颜色是否正常，口内检查导管口是否被萌出的智齿咬伤，是否有瘢痕形成；导管口周围是否有不良修复体损伤导管及导管周围颊黏膜导致瘢痕形成，导管狭窄；双合诊导管口周围是否能扪及结石。是否扪及肿大的腮腺轮廓、腮腺的质地；是否有压痛，导管口是否红肿，挤压腺体导管口是否有浑浊的液体或黏稠蛋清样液体流出，是否在口内颊黏膜下扪及粗硬、成条索状的腮腺导管。

治疗方法

慢性阻塞性腮腺炎多由局部原因引起，故以除去病因为主。有涎石者去除涎石，导管口狭窄者解除狭窄，或进行一些其他保守治疗，如自前向后按摩腮腺，促使分泌物排出；咀嚼无糖口香糖或维生素C含片，促进唾液分泌等。保守治疗无效可考虑手术治疗，行腮腺导管结扎术或者保留面神经的腮腺切除术。

三、注意事项

（1）注意与成人复发性腮腺炎及舍格伦综合征的鉴别诊断

（2）注意与腮腺良恶性肿瘤的鉴别。

（3）治疗方案的选择：首先采取保守治疗，若保守治疗无效再考虑手术治疗。

◆ 链 接

——•••—— **腮腺的解剖** ——•••——

腮腺（parotid gland）最大，重15～30g，形状不规则，可分浅部和深部。浅部略呈三角形，上达颧弓，下至下颌角，前至咬肌后1/3的浅面，后续腺的深部。深部伸入下颌支与胸锁乳突肌之间的下颌后窝内。腮腺管（parotid duct）自腮腺浅部前缘发出，于颧弓下一横指处向前横越咬肌表面，至咬肌前缘处弯向内侧，斜穿颊肌，开口于平对上颌第二磨牙牙冠颊黏膜上的腮腺管乳头。约有35%的个体有副腮腺（accessory parotid gland），其导管汇入腮腺管。

◆ **考点提示**

1. 诊断要点

（1）患者有进食肿胀史。

（2）挤压肿大的腺体，腮腺导管口流出浑浊液体，导管口周黏膜无红肿。

（3）有时腮腺区颊部可扪及条索状导管。

（4）腮腺造影显示主导管、叶间、小叶间导管部分扩张，部分狭窄，呈"腊肠样"改变，部分患者主导管扩张，叶间、小叶间导管伴有点状扩张。

（5）腮腺区 CT 检查可明确导管内有无结石。

2. 鉴别诊断　临床诊疗过程中，慢性阻塞性腮腺炎需要与成人复发性腮腺炎相鉴别，后者有幼儿发病史。腮腺造影显示，成人复发性腮腺炎除非伴有逆行性感染而使主导管扩张不正外，叶间及小叶间导管均无变化，只是末梢导管呈散在的点球状扩张。慢性阻塞性腮腺炎以导管系统，即主导管、叶间、小叶间导管扩张不正为特征。另外，还需与舍格伦综合征继发感染相鉴别，后者多发于中年女性，常伴有口干、眼干及结缔组织病史，腮腺造影片上以末梢导管点球状扩张为特征，主导管呈花边样、葱皮样特征性改变，二者组织病理学表现明显不同。

◆ **思 考 题**

1. 慢性阻塞性腮腺炎最常用的辅助检查方法是(　　　)

A. 腮腺造影   B. CT

C. MRI   D. B 超

E. 穿刺检查

正确答案：A

答案解析：慢性阻塞性腮腺炎腮腺造影影像学表现有明显特征性，其表现为主导管、叶间导管、小叶间导管部分扩张部分狭窄，呈"腊肠样"改变。

2. 下列哪项不是慢性阻塞性腮腺炎的可能病因（   ）

A. 结石   B. 黏液栓子

C. 导管口瘢痕   D. 细菌的逆行性感染

E. 导管狭窄

正确答案：D

答案解析：慢性阻塞性腮腺炎多由局部因素引起，如智齿萌出、腮腺导管口被咬伤、瘢痕愈合导致导管口狭窄；不良修复体导致腮腺导管口损伤，愈合后造成导管口狭窄；部分由导管口或导管内结石或异物所致。

3. 舍格伦综合征的腮腺造影表现是（   ）

A. 主导管扩张不等

B. 主导管及叶间、小叶间导管无异常，末梢导管点球状扩张

C. 主导管、叶间及小叶间导管点状扩张

D. 末梢导管点球状扩张，主导管呈花边样、葱皮样特征性改变

E. 主导管无异常，叶间、小叶间及末梢导管扩张

正确答案：D

答案解析：舍格伦综合征的腮腺造影表现为以末梢导管点球状扩张为特征，主导管呈花边样、葱皮样特征性改变。

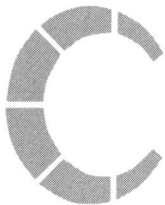

实训十四

颞下颌关节检查

◆ **病例导入**

患者，女性，25岁，主诉开口及咬物时右侧面部疼痛一周。应询问哪些病史？如何对患者进行临床检查？应选择哪种影像学检查方法？

◆ **知识要点**

颞下颌关节由下颌骨的髁突、颞骨的关节窝及介于二者之间的关节盘共同组成，外周包绕关节囊而构成。由于关节负重、外伤、咬合甚至精神因素等引起的颞下颌关节疾病同时具有口腔及骨科疾病的特点，可造成关节骨、软骨和关节盘的退行性改变，主要症状可有：下颌运动异常，如开口度、开口型异常，开闭口过程中出现关节绞索；开口和咀嚼时关节区和周围肌群疼痛；双侧关节运动时可出现弹响和杂音；甚至可出现头痛、耳闷、耳鸣、听力下降、吞咽困难、语言困难以及慢性全身疲劳等症状，大大降低生活质量，还会导致颌面畸形如下颌偏斜等，严重影响美观。

◆ **技术操作**

一、学习要点

（1）熟悉颞下颌关节症状临床检查方法。
（2）以互相检查的方式练习临床检查的方法步骤。

二、操作规程

（一）简易流程

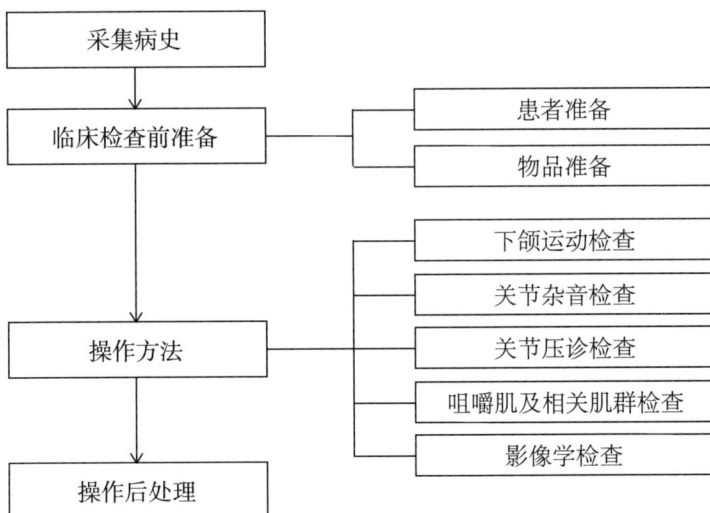

颞下颌关节检查

```
采集病史
   │
临床检查前准备 ──┬── 患者准备
   │            └── 物品准备
   │
操作方法 ──┬── 下颌运动检查
   │       ├── 关节杂音检查
   │       ├── 关节压诊检查
   │       ├── 咀嚼肌及相关肌群检查
   │       └── 影像学检查
   │
操作后处理
```

（二）分步流程

▌采集病史

◆ 患者一般状况：主诉、现病史等。

◆ 患者的食物药物过敏史、既往史，既往史包括外伤史、系统病史、正畸史、牙体治疗史、口腔修复史、夜磨牙、紧咬牙、偏侧咀嚼习惯等。

▌临床检查前准备

▌ 患者准备 ▌

嘱患者就位于口腔治疗椅上，调节椅位，调节灯光，铺巾。

▌ 物品准备 ▌

一次性口腔治疗盘、手消毒液、一次性无菌手套、刻度尺等。

▌操作方法

▌ 下颌运动检查 ▌

测量患者最大自由开口度、被动开口度、下颌运动轨迹。

▌ 关节杂音检查 ▌

仔细倾听及手指感触双侧颞下颌关节在开闭口运动过程中出现的弹响，以及杂音发生在开闭口运动过程中的时期、次数及性质。

▌ 关节压诊检查 ▌

双侧髁后区、关节囊和耳道内压诊检查。

▌ 咀嚼肌及相关肌群检查 ▌

顺序按压参考点、头顶区、颞肌前部、颞肌中部、颞肌后部、嚼肌前部、嚼肌下部、二腹肌后腹、胸锁乳突肌上部、胸锁乳突肌中部、胸锁乳突肌下部、斜方肌上部、斜方肌下部肌肉。

▌ 影像学检查 ▌

许勒位片、曲面体层片、CBCT 等。

操作后处理

◆ 整理物品：按医疗垃圾分类处理。

◆ 摘手套、洗手。

◆ 书写病历。

三、注意事项

（1）颞下颌关节检查部位的准确性。

（2）根据临床表现分析可能病因，对疾病进行诊断和鉴别诊断。

（3）适当的颞下颌关节影像学检查的选择。

◆ 考点提示

颞下颌关节检查方法是颞下颌关节疾病诊治的基础，需要熟悉颞下颌关节专科检查方法。

（1）下颌运动轨迹异常表现：开口度过大或过小、开口型偏斜或歪曲、关节绞锁。

（2）关节弹响和杂音的表现：弹响音、破碎音、摩擦音。

（3）颞下颌关节影像学检查方法：X 线检查如许勒位片、髁突经咽侧位片、口腔CT，关节造影，磁共振检查。

◆ 思 考 题

1. 患者最大自由开口度为（　　　）

　　A. 10～20mm　　　　　　　　　B. 20～30mm

　　C. 30～40mm　　　　　　　　　D. 40～60mm

　　E. 40～50mm

正确答案：D

答案解析：患者最大自由开口度约为自身三横指，范围 40～60mm。

2. 询问患者病情包括（　　　）

　　A. 主诉、现病史　　　　　　　　B. 主诉、现病史、既往史

　　C. 现病史　　　　　　　　　　　D. 系统病史

　　E. 不良习惯

正确答案：B

答案解析：询问患者病情应全面，需包括患者主诉、疾病发生发展过程即现病史及既

往史。

3. 咀嚼肌群检查的参考点应选择（　　）

    A. 咬肌　　　　　　　　　　B. 颞肌

    C. 枕后区　　　　　　　　　D. 二腹肌

    E. 斜方肌

正确答案：C

答案解析：咀嚼肌群检查前应先按压参考点，嘱患者以参考点压触感觉为对照，比较咀嚼肌群压痛程度。

4. 颞下颌关节杂音不包括（　　）

    A. 开口初弹响　　　　　　　B. 开口中期弹响

    C. 摩擦音　　　　　　　　　D. 爆破音

    E. 开口末期弹响

正确答案：D

答案解析：颞下颌关节弹响及杂音包括弹响音、破碎音及摩擦音，无爆破音。

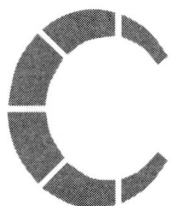

实训十五

颌面部神经疾病的诊断及治疗

◈ **病例导入**

患者，女性，54 岁，一年来经常因触摸左侧面颊部及上、下唇而诱发阵发性剧痛。近半年发作频繁，间歇期缩短，疼痛剧烈难忍，初起时服用卡马西平治疗有效，近来加大服药剂量也无效。该患者的诊断是什么？患者目前宜首选哪种治疗方法？

◈ **知识要点**

口腔颌面部的感觉和运动功能主要由 2 对脑神经——三叉神经和面神经支配。三叉神经主要司面部的感觉并支配咀嚼肌运动，面神经主要支配面部表情肌运动。常见的颌面部神经疾病主要是三叉神经痛和面神经麻痹（又称面瘫）。

1. 三叉神经 在面部有 3 个分支，分别为眼神经、上颌神经、下颌神经，其中上下颌神经与颌面部关系最为密切。

（1）上颌神经：上颌神经分布于硬脑膜、上颌窦、上颌牙与牙龈，鼻腔和口腔顶黏膜以及眼裂与口裂之间的皮肤。

（2）下颌神经：其躯体运动纤维支配咀嚼肌；躯体感觉纤维分布于下颌牙及牙龈、口腔底与舌前 2/3 黏膜以及耳颞区和口裂以下的皮肤。

2. 面神经 以茎乳孔为界将面神经分为面神经管段和颅外段两部分。

（1）在面神经管内的分支。

1）鼓索在面神经出茎乳孔前约 6mm 处发出，前上进入鼓室，穿岩鼓裂出鼓室，至颞下窝，行向前下并入舌神经。鼓索含有两种纤维：味觉纤维，随舌神经分布于舌前 2/3 的味蕾，司味觉；副交感纤维进入下颌神经节，在节内交换神经元后，分布于下颌下腺和舌下腺，支配腺体分泌。

2）岩大神经含有副交感性的分泌纤维，自膝神经节处分出，穿翼管至翼腭窝，进入翼腭神经节；副交感纤维在节内交换神经元后，支配泪腺、腭及鼻腔黏膜的腺体分泌。

3）镫骨肌神经支配镫骨肌。

（2）在颅外的分支：面神经出茎乳孔后即发出 3 个小分支，支配枕肌、耳周围肌、二腹肌后腹和茎突舌骨肌。面神经主干进入腮腺实质，组成腮腺内丛，丛发分支从腮腺前缘呈辐射状分布，支配面肌。

1）颞支离腮腺上缘，斜越颧弓，常为 3 支，支配额肌和眼轮匝肌上部。

2）颧支由腮腺前端穿出，为 3~4 支，至眼轮匝肌、颧肌。

3）颊支出腮腺前缘，为 3~4 支，至颊肌、口轮匝肌及其他口周围肌。

4）下颌缘支从腮腺下端穿出后，行于颈阔肌深面，越过面动静脉的浅面，沿下颌下缘向前，至下唇诸肌及颏肌。

5）颈支由腮腺下端穿出，在下颌角附近至颈部，在颈阔肌深面向前下，支配该肌。

◆ 技术操作

一、学习要点

掌握正确的专科病史采集、临床检查方法及病历书写方法。

二、操作规程

（一）简易流程

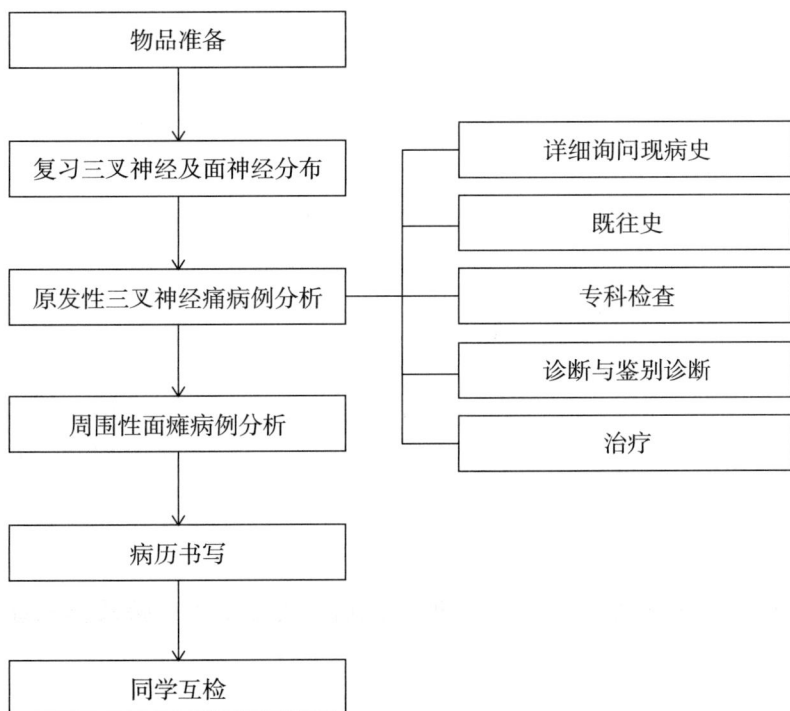

（二）分步流程

▨ 物品准备

颌面部三叉神经及面神经分布的解剖挂图或标本、口腔检查器械、手套、指套、棉签等。

◤复习三叉神经及面神经分布

同知识要点，结合头颅标本或解剖挂图学习。

◤原发性三叉神经痛病例分析

▌ 详细询问现病史 ▌

起病时间，初发时的症状，包括发作时间的长短、每次发作间隔时间、疼痛的程度、扳机点位置、在什么情况下可诱发疼痛发作等。

▌ 既往史 ▌

曾用什么方法治疗，包括药物治疗、封闭治疗、手术治疗等，经治疗后效果如何，有什么不良反应或并发症。

▌ 专科检查 ▌

◆ 疼痛区域（三叉神经痛Ⅰ、Ⅱ、Ⅲ分支）。
◆ 扳机点位置：用揉诊、拂诊、触诊、压诊方法检查。
◆ 疼痛发作时的临床表现，包括各种动作。
◆ 疼痛发作时是否伴有面肌抽搐（痛性痉挛）。
◆ 三叉神经功能检查：三叉神经痛缓解后检查面部感觉及咀嚼肌功能。

▌ 诊断与鉴别诊断 ▌

◆ 三叉神经痛根据疼痛的部位和性质以及神经系统的症状和体征来诊断并不困难，一般认为诊断三叉神经痛需要符合4个特征：①是否有发作性的疼痛；②没有明确的神经系统阳性体征；③有固定的扳机点；④疼痛严格限制在三叉神经痛分布的区域。

◆ 三叉神经痛有的时候会被误认为是牙痛，有些患者拔牙以后疼痛仍然存在，才得以确诊。牙痛多数呈持续性钝痛，多数局限在牙龈部位，进食过冷过热食物会导致疼痛加重，局部放射性检查有助于鉴别。

▌ 治疗 ▌

◆ 药物治疗。卡马西平（首选药物）100mg/bid，po。注意定期复查血常规及肝功能。

◆ 封闭治疗。1% ~2% 普鲁卡因 + 维生素 B_{12}/qd * 10。

◆ 手术治疗。病变性骨腔清除术、三叉神经撕脱术、冷冻激光、微血管减压术等。

◆ 半月神经节射频温控热凝术。目前较好的方法，镇痛效果好、复发率低，可重复治疗，关键在于准确的定位（影像学的帮助）。缺点是操作技术及设备复杂，有一定的并发症及不良反应。

周围性面瘫病例分析

详细询问病史

◆ 发病前是否有风寒史、病毒感染史、外伤史或脑卒中史。
◆ 发病后的治疗情况，包括药物使用及理疗情况等。
◆ 治疗后效果如何。

临床检查

◆ 静态时的睑裂大小（与正常侧对比）、鼻唇沟丰满度和口角下垂程度；动态时额纹存在与否、眼睑闭合程度、鼓腮或吹口哨是否漏气。
◆ 舌味觉及运动度检查。
◆ 泪腺分泌检查。

诊断与鉴别诊断

对面神经损害的部位进行定位。注意周围性面瘫与中枢性面瘫临床表现的不同点及其重要意义。

简述周围性面瘫的治疗方法

尤其是急性期、恢复期的治疗应以药物、理疗为主；简述陈旧性面瘫的治疗方法及目前存在的问题。

病历书写

原发性三叉神经痛及周围性面瘫的专科病历书写。

同学互检

同学依照以上检查方法练习临床检查。

三、注意事项

检查过程中应注意三叉神经痛的诊断要点和鉴别诊断，以及面神经麻痹的临床表现，熟悉掌握常用治疗方法。

◆ **考点提示**

原发性三叉神经痛的临床表现、诊断及鉴别诊断。周围性面瘫的临床表现、诊断及鉴别诊断。

◆ **思 考 题**

1. 关于原发性三叉神经痛，下列哪项是错误的(　　)

　　A. 疼痛分布于三叉神经分布区域内　　B. 可有"扳机点"存在

　　C. 疼痛呈阵发性、刀割样剧痛　　　　D. 神经系统检查往往有阳性体征

　　E. 多为单侧发病

正确答案：D

答案解析：此题考查原发性三叉神经痛的临床特点。三叉神经痛患者神经系统检查常无阳性体征。故选 D。

2. 治疗三叉神经痛的首选药物是(　　)

　　A. 苯妥英钠　　　　　　　　　　　B. 卡马西平

　　C. 地塞米松　　　　　　　　　　　D. 维生素 B_1

　　E. 654－2

正确答案：B

答案解析：此题考查治疗三叉神经痛药物的选择。卡马西平是治疗三叉神经痛的首选药物。故选 B。

3. 鉴别中枢性面瘫与周围性面瘫的主要依据是(　　)

　　A. 额纹是否消失、能否皱眉　　　　B. 眼睑能否闭合

　　C. 能否耸鼻　　　　　　　　　　　D. 能否鼓腮

　　E. 有无口角歪斜

正确答案：A

答案解析：此题考查中枢性面瘫与周围性面瘫的鉴别，其中额纹是否消失、能否皱眉是鉴别要点。故选 A。

4. 某一患者因外伤导致左侧髁突骨折，手术复位后，患侧眼睑不能闭合。可能是因为

术中损伤了（　　）

A. 面神经颞支   B. 面神经颧支

C. 面神经颊支   D. 面神经主干

E. 面神经下颌缘支

正确答案：B

答案解析：此题考查面神经的分支，颧支由腮腺前端穿出，为 3~4 支，至眼轮匝肌、颧肌，支配眼睑闭合。故选 B。

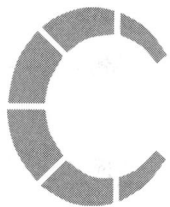

实训十六

口腔颌面部畸形的检查、诊断与修复

◆ **病例导入**

患者，女性，19 岁，主诉下颌前伸咬合关系不良 7 年余，1 年前通过正畸佩戴矫治器调整咬合关系，现要求手术改善面形。临床检查下颌前突，前牙开𬌗，术前沟通检查符合手术指征及条件，应选择何种手术方案？术后是否需要继续正畸治疗？

◆ **知识要点**

一、口腔颌面部畸形分类

1. 病因学分类

（1）先天性畸形。

（2）发育性畸形。

（3）外伤后继发畸形。

（4）感染后继发畸形。

（5）营养因素。

2. 发育性分类

（1）颌骨发育过度所致牙颌面畸形。

1）上颌前突。

2）上颌后缩。

3）下颌前突。

4）下颌后缩。

5）上颌前突伴下颌后缩。

6）上颌后缩伴下颌前突。

（2）颌骨垂直方向畸形。

1）长面综合征。

2）短面综合征。

3）下颌角肥大伴咬肌肥大。

（3）颌骨左右侧方向畸形。

1）单侧下颌偏斜畸形。

2）半侧颜面发育不全畸形。

3）半侧颜面肥大畸形。

4）单侧下颌髁状突肥大或骨瘤。

（4）牙𬌗畸形。

1）前牙开𬌗。

2）前牙反𬌗。

3）后牙开𬌗。

4）后牙锁𬌗。

二、模型外科的意义

（1）获得三维空间的立体概念。

（2）指导外科手术中的截骨部位、截骨量及牙骨段移动的方向和距离。

（3）显示上、下牙弓的协调性及颌间关系的调整方法。

（4）拼对出具有良好形态和功能的上、下牙咬合关系。

（5）在完成模型外科后的牙𬌗模型上制作𬌗板和牙弓夹板，手术中以此作为导板及术后颌间固定装置。

◆ 技术操作

一、学习要点

（1）结合病例学习如何制订合理的治疗方案。

（2）以互相查体的方式熟悉面部畸形诊断方法。

二、操作规程

（一）简易流程

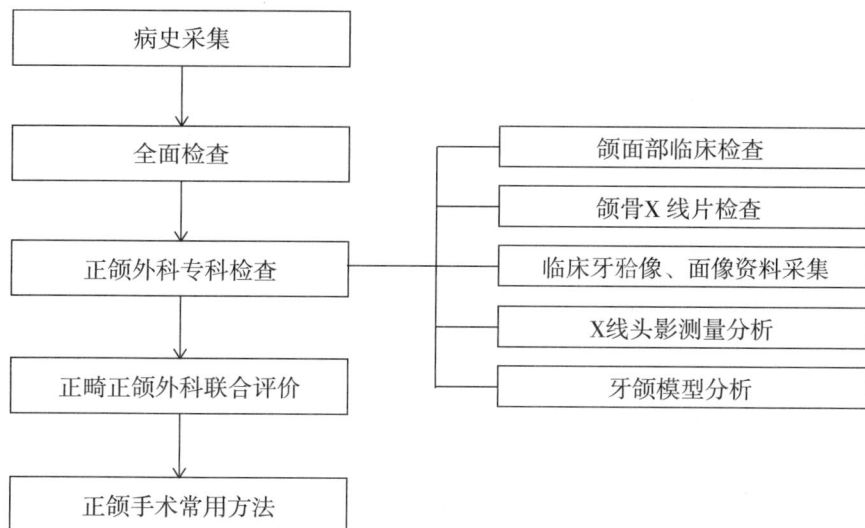

（二）分步流程

▨病史采集

主诉、家族史、医学治疗史、不良习惯、社会心理因素、生长发育情况等。

▨全面检查

心血管、肺及肝肾功能检查等。

▨正颌外科专科检查

▌颌面部临床检查▐

除常规体格检查外，应重点检查颜面各结构间的比例关系，特别是面下1/3的各结构间的协调与对称性以及牙咬合关系。还要注意牙形态、大小及数目；牙弓形状，上下牙弓关系是否协调，中线是否对齐；牙排列、前后向𬌗关系及𬌗曲线是否正常；颞下颌关节结构情况。对正面、侧貌、唇形以及颌关系等进行三维形态的美学评估，初步勾画出患者颜面畸形的轮廓印象（图16-1）。黄金分割（1:0.618）是审美的经典规律。

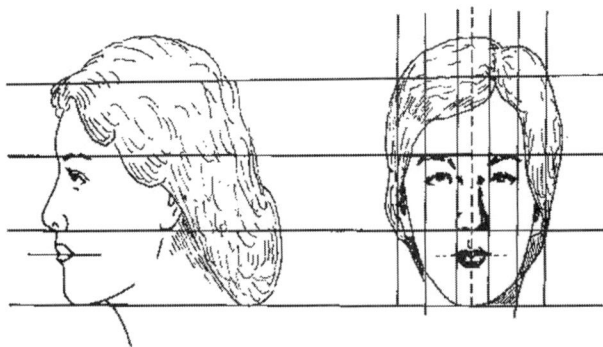

图16-1　颌面部检查示意图

▌颌骨X线片检查▐

一般需要拍摄头颅定位正位片、侧位片、颌全景摄影，涉及颞下颌关节时需加拍许勒位片（图16-2）。

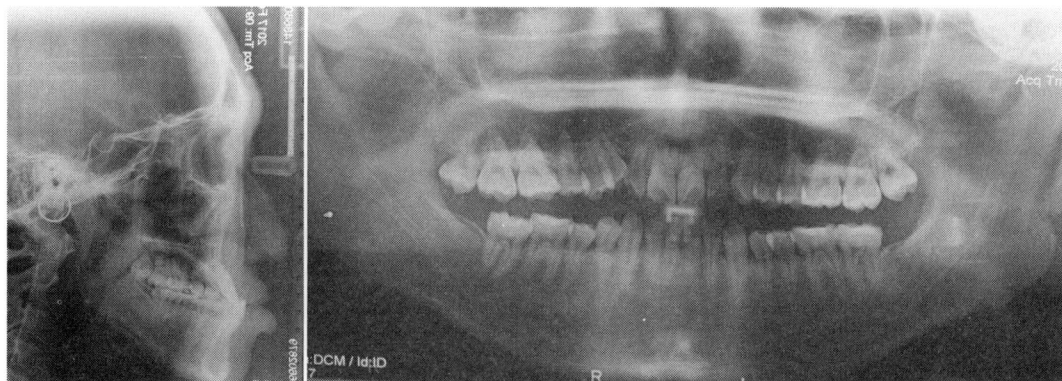

图 16-2　常用颌骨 X 线片图像

临床牙𬌗像、面像资料采集

　　术前应为患者拍摄正位、左右侧位及咬合像片。牙𬌗模型能真实反映牙、牙槽突、龈颊沟（口腔前庭皱褶或移行皱褶）、唇、颊系带以及牙弓、基骨与腭盖等的形态和位置。获取患者的牙𬌗模型，是对牙颌面畸形进行诊断分析、治疗及疗效评估不可缺少的重要资料。除记录模型外，当视治疗需要确定制备研究模及工作模（图 16-3）。

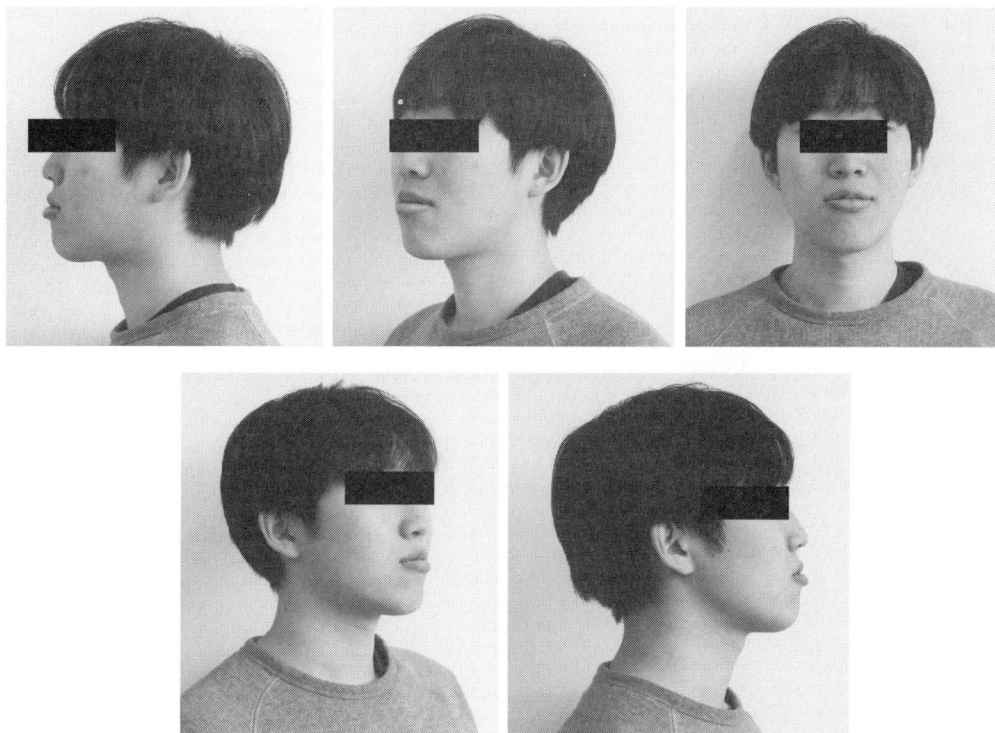

图 16-3　下颌前突患者术前照相

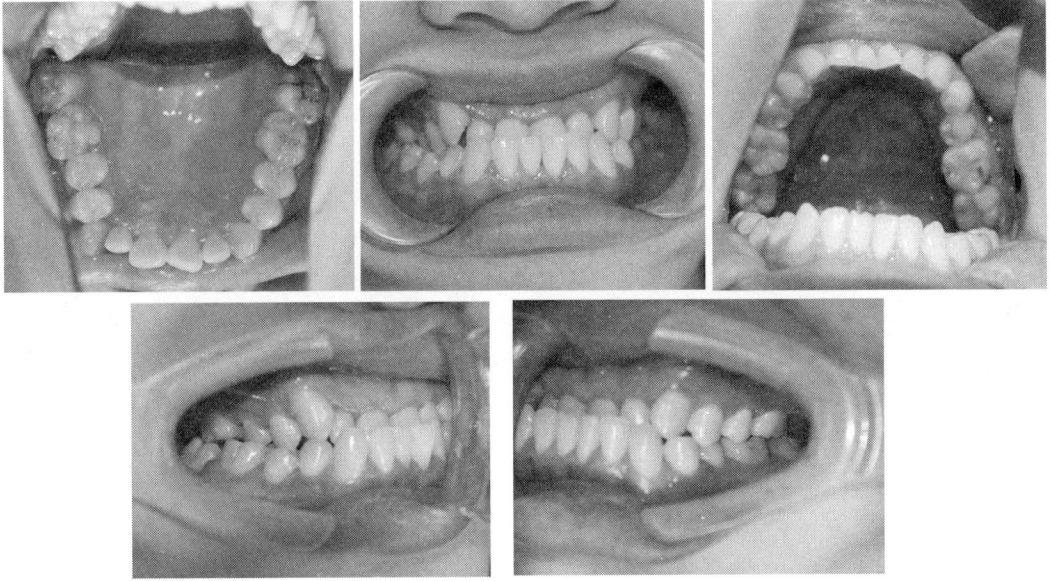

图 16 - 3（续）

X 线头影测量分析

通过在 X 线侧位头颅定位片描迹图上，标定一些公认的牙殆、颅面解剖结构标志点，然后对由这些点组成的角、线进行测量分析，从而了解牙殆、颅面软硬组织结构关系，推测畸形的机制、主要性质及部位，以确诊和选择手术方法（图 16 -4）。

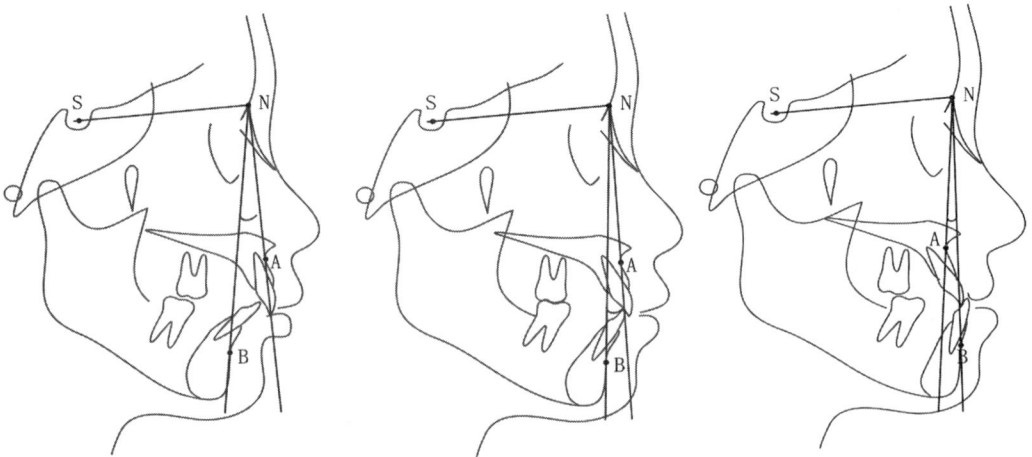

图 16 - 4 头影测量标志点

牙颌模型分析

一般可以观察牙齿外形大小、拥挤和错位、中线位置前牙覆殆覆盖、后牙殆关系、基骨发育情况等（图 16 – 5、图 16 – 6）。

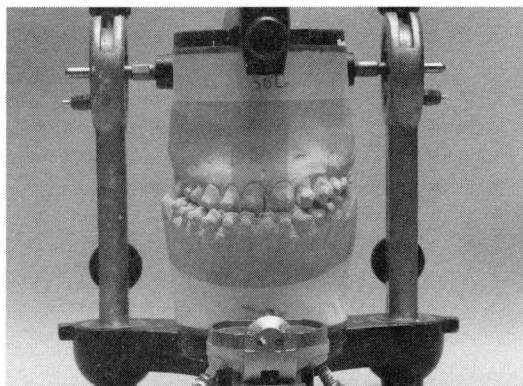

图 16 – 5　上𬌗架

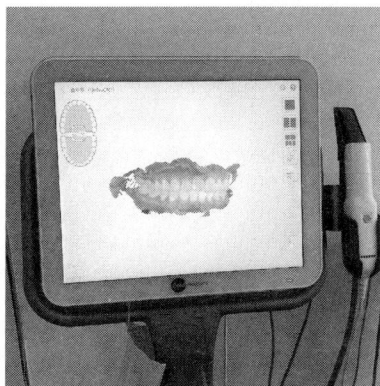

图 16 – 6　3D 计算机扫描模型

正畸正颌外科联合评价

通过正颌外科手术与术前、术后正畸相结合的治疗方法对牙颌面畸形进行矫治，以恢复口颌系统的功能和矫正牙颌面部的畸形，使功能和形态统一协调。术前，正畸科医师和正颌外科医师通过对其畸形机制、术式、截骨部位、骨段移动方向、距离、𬌗关系等进行预测分析，确定各项数据，做好𬌗板及术后恢复期治疗计划后才能手术。

正颌手术常用方法

有关外科矫正颌骨发育畸形的术式多达十几种，临床上可针对不同类型的牙颌面畸形，选择某种术式或几种术式联合进行矫治。下面是常用的几种术式。

◆　Le Fort Ⅰ 型骨切开术。
◆　下颌支矢状骨劈开术（SSRO）。
◆　颏成形术。
◆　同期双颌畸形矫治术。
◆　牵张成骨术。

三、注意事项

（1）石膏模型的解剖形态清晰，牙齿无损坏或变形。

（2）𬌗架上做模型外科。

（3）与头影测量、模板外科及面型预测相结合。

（4）追求最佳的𬌗关系是术后稳定性的保证。

◆ 考点提示

（1）牙颌面畸形分类是考试的一个考点，根据患者临床表现可以对患者疾病做出诊断。

（2）了解常用正颌外科检查手段，并掌握每种检查的适用范围。

（3）模型外科在正颌外科中具有重要意义，需要理解后记忆。

◆ 思 考 题

1. 牙颌面畸形不包括（　　）

　　A. 上颌骨畸形　　　　　　　　B. 下颌骨畸形

　　C. 对称性颌骨畸形　　　　　　D. 非对称性颌骨畸形

　　E. 牙列拥挤、错位

正确答案：E

答案解析：此题考查的是对牙颌面畸形定义和分类的理解，单纯牙列拥挤、错位属于牙畸形，因此答案选 E。

2. 长面综合征是指（　　）

　　A. 上颌前后向发育过度伴下颌发育不足

　　B. 上颌垂直向发育过度伴下颌发育不足

　　C. 上颌垂直向发育不足伴下颌发育不足

　　D. 上下颌横向发育过度

　　E. 下颌颏部发育过度

正确答案：B

答案解析：此题考查的是对牙颌面畸形分类的理解。长面综合征主要表现在颜面垂直方向的不协调。面上 1/3 正常，面中 1/3 表现为鼻部高，鼻及鼻翼基底窄，鼻侧区凹陷，面下 1/3 长。自然松弛状态时上、下唇不能闭合。上切牙暴露过多，开唇露齿，笑时牙龈暴露，常表现为颏后缩，常可有开𬌗、反𬌗。因为临床特点明显，所以此题选 B。

3. 术前给正颌患者拍照的角度不包括（　　）

　　A. 正位　　　　　　　　　　　B. 左侧位

　　C. 右侧位　　　　　　　　　　D. 咬合像

　　E. 矢状位

正确答案：E

答案解析：此题考查的是临床患者病史采集时临床常用的摄影位置。通过实践一般不难选出答案 E。

4. 正畸正颌 X 线检查不包括(　　)

    A. 颌全景摄影   B. 头颅定位后前位片

    C. 头颅定位侧位片   D. 许勒位片

    E. 3D 扫描

正确答案：E

答案解析：此题考查的是颌骨常用 X 线检查。牙颌面畸形常用检查主要为头颅定位正侧位片及颌全景摄影。许勒位片是颞下颌关节侧斜位片，显示颞下颌关节外侧 1/3 侧斜位影像，在临床评估颞下颌关节情况时也较为常用。3D 扫描属于数字化成像系统，因此答案选 E。

5. 美学黄金分割律是(　　)

    A. 1∶0.614   B. 1∶0.314

    C. 1∶0.618   D. 1∶0.156

    E. 1∶0.516

正确答案：C

答案解析：此题考点是审美的经典规律，美学中常用，临床用于指导正颌手术治疗方案确定。此题为记忆题。

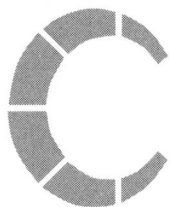

实训十七

心肺复苏的基本操作

◆ 病例导入

患者，男性，46 岁，在口腔外科门诊大厅候诊时突然晕倒，意识消失，口唇发绀、呼吸微弱，医护人员赶到后触摸颈动脉搏动消失，瞳孔散大。医师诊断患者突发心搏骤停，立即进行心肺复苏急救。

◆ 知识要点

1. 急救医学的流程

（1）院前急救。

1）确认是否死亡。

2）建立静脉通道（输液）。

3）实施心肺复苏（CPR）。

4）呼叫其他人员进行支持。

5）运输时注意保护颈椎（创伤中有 1/3 患者死于颈椎损伤）。

6）控制出血。

7）联系抢救医院，为院内急救赢得时间。

（2）院内急救。将患者运输到相关医院进行抢救，并送至重症监护病房（ICU）进一步抢救观察。

（3）康复治疗。抢救后待生命体征平稳，进行专科功能恢复性治疗。

2. 急救医学的原则

（1）确保 5 分钟内接诊，10 分钟内会诊。

（2）迅速检测生命体征：体温、脉搏、呼吸、血压。

（3）检查伤情，对出血患者立即止血，建立静脉通道。

（4）呼吸困难的患者立即吸氧。

（5）对病情危急的患者立即采取生命急救措施。

3. 口腔医学与急救医学

（1）口腔医学是一个既独立又与其他医学专业密不可分的临床专业。如果只熟练掌握本专业的知识和技能，而不能掌握针对全身生命危象的急救本领，那么将不能顺利完成口腔医疗任务，甚至会发生医疗事故。

（2）在学习口腔医学知识的同时，必须了解和掌握与口腔医学相关的医学知识。急救医学就是其中一门重要的知识，急救医学知识和技术的掌握，是确保口腔医疗安全的基础，也是口腔医学教育的重要内容。

（3）急救医学的流程设置应保证急救"绿色通道"，患者转诊要有医务人员陪护，急诊病历可在治疗后 6 小时内完成。

（4）口腔医疗中患者需要实施急救的病因：严重颌面创伤以及伴有心脑血管疾病的口腔疾病患者在口腔医疗中突发危象。

◆ 技术操作

一、学习要点

（1）结合病例了解心肺复苏的原理。
（2）熟练掌握心肺复苏的操作。

二、操作规程

（一）简易流程

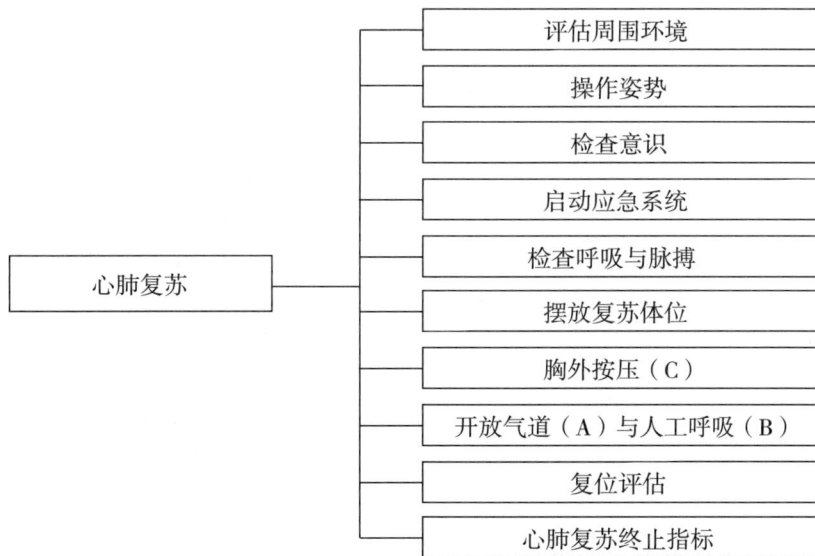

（二）分步流程

心肺复苏即基础生命活动的支持，一旦确立心搏骤停的诊断，应立即进行。主要复苏措施包括人工胸外按压（circulation，C）、开放气道（airway，A）、人工呼吸（breathing，B）。其中人工胸外按压最为重要，因此美国心脏协会复苏指南将成人心肺复苏顺序由原来的 A－B－C 修改为 C－A－B。在现场复苏时，首先进行胸外按压 30 次，随后再开放呼吸道并进行人工呼吸。

▨ 评估周围环境

观察周围环境是否安全，救护人员需要远离火源、电源、危险建筑、化学物品等危险因素，必要时请消防等专业人员予以消除。操作时伸展双臂以疏散人群，全方位判断环境是否安全。

操作姿势

操作者跪于患者右侧，左膝约平患者左肩，双膝距患者肩部约为一拳，双膝分开，间距约同肩宽。操作者应根据自身的身高调整与患者之间的距离，原则上身高较矮者需要距离患者近些，较高者距离患者远些，而不是强调一个拳头的距离。不必强调双膝分开必须与双肩同宽，应在双膝分开后以腰腹部容易发力为宜。操作者与患者上下的位置关系原则上是操作者身体的中线与患者的乳头连线基本重叠。

检查意识

首先需要判断患者的反应，检查患者意识。给予足够的疼痛刺激，用力拍打患者双肩；给予足够的声音刺激，靠近患者双耳，距离5cm以内，分别呼唤，呼叫声应响亮、清晰；若均无反应，口头报告"患者无意识"。

启动应急系统

在不延缓实施心肺复苏的同时，应设法通知并启动急救医疗系统。大声呼救，指令明确（请××护士/医师），启动应急系统；携带必要的急救品，如球囊、面罩、除颤仪。如在院外，需告知120接线员地点（街道、明显标志）、可能原因（外伤或者非外伤）、患者具体情况（年龄、性别）、患者或伤员人数、现场情况、联系电话。接受调度员指挥救助。

检查呼吸与脉搏

解开患者上衣，压额抬颏手法开放气道。快速检查是否没有呼吸或不能正常呼吸（停止、过缓或喘息），同时判断有无脉搏。判断呼吸：观察患者有无胸廓起伏。判断脉搏：触摸同侧颈动脉有无搏动。定位颈动脉：示、中指并拢置于甲状软骨水平从正中滑向甲状软骨和胸锁乳突肌之间的沟内（甲状软骨水平旁开约1.5cm）。判断时间5~10秒，操作者报数"1001，1002，1003……1008，1009，1010"以计时，四音节"1001"正常语速用时约1秒。操作者口述："患者无自主呼吸，无颈动脉搏动"。确立心搏骤停诊断后，应立即开始心肺复苏。心搏骤停的诊断标准如下。

◆ 意识丧失。

◆ 颈动脉、股动脉等大动脉搏动消失，心音消失。

◆　叹息样呼吸或呼吸停止。

◆　瞳孔散大，对光反射减弱或消失（前3项满足时第4项并非必备条件）。

摆放复苏体位

患者仰卧于坚硬的平面，或背部垫以硬板/按压板，理顺肢体，双手放于身体两侧。如患者处于俯卧或其他体位需要移动时，如未排除外伤情况，搬动过程中应保持头、肩与躯干作为一个整体移动，不能扭曲身体；保持头、颈与躯干于同一水平进行轴线翻身和搬运。

胸外按压（C）

胸外按压是建立人工循环的主要方法。

◆　准确定位。包括寸移法和双乳头连线法。寸移法是用手指触到患者靠近操作者一侧的胸廓下缘，手指沿季肋弓向中线滑动，找到肋骨与胸骨连接处，上移2横指。正常体型的成年男性也可采取双乳头连线法。临床抢救上定位很重要，如果定位不准确，将会降低按压质量，增加并发症风险。按压定位与按压深度、频率、胸廓充分回弹一样，属于核心技术之一，决定抢救的成败。

◆　正确按压。正确手法，正确姿势，正确用力。①手法要正确：用一只手的掌根平行胸骨置于按压定位点上，手指翘起，另一手掌根重叠，手指交叉紧扣前一手指的根部。注意掌根部纵轴与患者的胸骨纵轴确保一致，不可将按压力量作用于患者的两侧肋骨上；②姿势要正确：双膝分开，操作者矢状线与模型乳头连线位于同一平面，身体前倾，直至助手观察到操作者的上臂与患者胸壁垂直；③要垂直用力：以髋关节为支点，腰部挺直，双臂、肘关节绷直，用上半身的重量垂直往下压，不得倾斜。

◆　按压深度为5~6cm。

◆　按压频率为100~120次/分。以100~120次/分的频率按压30次，即完成30次按压用时为15~18秒，节奏平稳，通过双音节（正常语速）报数"01，02，03，04，05……25，26，27，28，29，30"来掌握节奏，按压与放松的比例为1:1。

◆　保证胸廓充分回弹。为保证每次按压后胸廓可以充分回弹，施救者应避免在按压间隙依靠在患者胸上。胸外心脏按压的原理如下。①心脏泵机制学说：在对胸腔进行按压时，位于胸骨与脊柱之间的心脏被挤压，并推动血液向前流动，而当胸腔按压解除时，心室恢复舒张状态，产生吸引作用，使血液回流，充盈心脏；②胸腔泵机制学说：在对胸腔进行按压时，心脏仅是一个被动的管道，血液随胸腔内压的变化而流动。

开放气道（A）与人工呼吸（B）

◆ 开放气道（A）。检查并清理气道：打开口腔，检查口腔内是否有异物，有异物者用纱布清除口鼻咽腔污物、血凝块、脱落牙齿和碎骨片等，有活动义齿者应取出。开放气道的方法包括以下两种。①压额抬颏法：左手小鱼际置于患者的前额发际向后施加压力，右手中指、示指抬起颏部，两手同时用力，使患者头后仰；②推举下颌法：当怀疑患者存在颈椎外伤时应用此方法（注：开放气道的标准为口角外耳道连线与地面垂直）。

◆ 人工呼吸（B）。①徒手人工通气法：人工呼吸就是用人工的方法帮助患者呼吸，是心肺复苏基本操作之一。开放气道后要马上检查有无自主呼吸，如果没有，应立即进行人工呼吸。最常见、最方便的人工呼吸方法是采取口对口人工呼吸和口对鼻人工呼吸。口对口人工呼吸时要用一只手将患者的鼻孔捏紧（防止吹入气体从鼻孔排出而不能由口腔进入到肺内），深吸一口气，屏气，用口唇严密地包住昏迷者的口唇（不留空隙），注意不要漏气，在保持气道畅通的操作下，将气体吹入患者的口腔到肺部。吹气后，口唇离开，并松开捏鼻的手指，使气体呼出。观察患者的胸部有无起伏，如果吹气时胸部抬起，说明气道畅通，口对口吹气的操作是正确的。吹气毕，松开口鼻。口对鼻人工呼吸与口对口人工呼吸类似，一般用于婴幼儿和口腔外伤者。②简易呼吸器使用方法：E-C手法是使用第3、4、5指（形似大写字母E）上提下颌骨水平支；通气之前必须要密闭面罩，一般情况下用单"C"手法，单C手法是操作者的拇指、示指分开固定面罩主体的上下，形状似大写字母C，同时向患者面部用力，使面罩均匀贴紧患者面部。成人球囊容量约为1.5L，挤压球囊法是适度地挤压球囊使潮气量达到每次400~600ml，挤压时间持续1秒，操作者报数四音节"1001，1002"控制节律及时间，第一循环数"1001，1002"，第二循环数"2001，2002"，以此类推。以胸廓隆起为通气有效的标志。

复检评估

5个循环心肺复苏后，评估及判断呼吸、脉搏；判断时间5~10秒。

心肺复苏终止指标

◆ 患者已恢复自主呼吸和心跳。

◆ 确定患者已死亡。

◆ 心肺复苏进行30分钟以上，检查患者仍无反应、无呼吸、无脉搏、瞳孔无回缩。

三、注意事项

（1）按压过程要求节律平稳，用力均匀，不可使用瞬间力量，避免冲击式按压，避免掌根部在胸壁移动。

（2）按压与通气之间应做到无缝转接；通气时，按压者手掌暂离胸壁，下一轮按压时重新快速定位。

（3）助手在操作者判断时，立刻转至患者对侧，做好继续胸外按压的准备。

（4）通气时必须避免过度通气（即每分钟人工呼吸次数过多或每次人工呼吸给予的潮气量过大）。①避免快速通气：快速通气除由于频率过快造成过度通气外，同时会因为快速通气时压力过大而造成食管开放，使进入胃的气量增加，容易造成胃肠胀气、反流、误吸、窒息等不良后果；②避免潮气量过大：过度通气会增加胸腔内压、减少心脏的静脉血液回流、降低心排血量，对患者造成伤害。操作者在胸外按压时，助手应用 E 手法持续开放气道，面罩稍离开口鼻。

◆ 考点提示

（1）胸外按压的部位、按压幅度、胸外按压频率、胸外按压与人工呼吸的比例在心肺复苏操作的掌握中常作为考试的重点。

（2）心肺复苏操作中压额抬颏手法的作用。

（3）胸外心脏按压的并发症：肋骨骨折（最常见）、心包积血、心脏压塞、气胸、血胸、肺挫伤、肝脾撕裂伤、脂肪栓塞。

◆ 思考题

1. 发现有人晕倒时，确认所处环境安全后应该立即采取的措施是（　　）

  A. 判断意识是否清醒　　　　　　B. 行人工呼吸

  C. 行胸外按压　　　　　　　　　D. 报警

  E. 大声呼叫救援

正确答案：A

答案解析：结合心肺复苏的操作流程，有人晕倒，应先判断患者的反应，检查患者意识。故选 A。

2. 现代急救医学要求是（　　）

  A. 急诊患者 5 分钟内接诊　　　　B. 急诊会诊 10 分钟赶到

  C. 先抢救后交费　　　　　　　　D. 开通绿色通道就诊

E. 以上选项都对

正确答案：E

答案解析：现代急救医学要求对危重症患者做到 5 分钟内接诊，10 分钟内急诊会诊，实施先抢救后付费，整个急救流程开辟绿色通道。故选 E。

3. 2015 年新版心肺复苏指南重点强调心脏按压幅度为(　　)

    A. 3～4cm   B. 5～6cm   C. 4～5cm   D. 1～2cm

    E. 6～7cm

正确答案：B

答案解析：2015 年新版心肺复苏指南要求心脏按压幅度为 5～6cm，有利于心排血量。故选 B。

4. 2015 年新版心肺复苏指南重点强调心脏按压频率为(　　)

    A. 60～80 次/分   B. 70～80 次/分

    C. 80～90 次/分   D. 90～100 次/分

    E. 100～120 次/分

正确答案：E

答案解析：2015 年新版心肺复苏指南要求心脏按压频率 100～120 次/分，提高心排血量。故选 E。

5. 院前急救的流程是(　　)

    A. 确诊是否死亡   B. 建立静脉通道

    C. 进行心肺复苏   D. 呼叫其他人员的支持

    E. 运送时注意保护颈椎

正确答案：ABCDE

答案解析：院前急救流程中确诊是否死亡、迅速建立静脉通道、及时心肺复苏、呼叫其他人员的支持、运送中保护颈椎，是确保患者生命安全的必要手段。故选 ABCDE。

6. 下列哪一项属于心搏骤停的诊断依据(　　)

    A. 血压下降   B. 体温升高   C. 出虚汗   D. 瞳孔散大

    E. 疼痛加剧

正确答案：D

答案解析：瞳孔散大是心搏骤停的重要症状之一。故选 D。

7. 下列哪一项不是心搏骤停的诊断标准(　　)

    A. 意识突然丧失   B. 大动脉搏动消失

    C. 呼吸停止或呈"叹息样"呼吸   D. 瞳孔散大

E. 脉压差小于 20mmHg

正确答案：E

答案解析：脉压差小于 20mmHg 是休克的症状之一，不是心搏骤停的诊断标准。故选 E。

8. 心肺复苏时，心脏按压与口对口人工呼吸的比例是(　　)

　　A. 4∶1　　　　　　B. 5∶1　　　　　　C. 6∶1　　　　　　D. 7∶1

　　E. 30∶2

正确答案：E

答案解析：按第 8 版内科学正确数据应为 30∶2。故选 E。

9. 胸外按压正确的部位为(　　)

　　A. 心前区　　　　　　　　　　B. 胸骨中下 1/3 交界处

　　C. 胸骨中上 1/3 交界处　　　　D. 胸骨中部

　　E. 胸骨角

正确答案：B

答案解析：胸外按压正确的部位为胸骨中下 1/3 交界处。故选 B。

10. 胸外按压最常见的并发症为(　　)

　　A. 肋骨骨折　　　B. 气胸　　　　C. 肺挫伤　　　　D. 肝脾撕裂伤

　　E. 脂肪栓塞

正确答案：A

答案解析：胸外按压最常见的并发症为肋骨骨折。故选 A。

附录

1. 心肺复苏的回顾　随着急救医学的发展，心肺复苏技术也在不断地改进，美国心脏协会（AHA）每 5 年更新一次技术标准。

（1）2000 年：强调心脏按压幅度为 3~4cm，按压心脏与口腔吹气比例为 15∶2。

（2）2005 年：强调心脏按压幅度为 4~5cm，按压心脏与口腔吹气比例为 30∶2。

（3）2010 年：强调心脏按压幅度为不低于 5cm，并且更重视循环急救的重要性，将急救流程的 A－B－C 程序改为 C－A－B 程序。按压心脏与口腔吹气比例仍为 30∶2。

（4）2015 年：强调心脏按压幅度为 5~6cm，按压频率 100~120 次/分，尽早除颤。

2. 2015 版美国心肺复苏指南十大更新　美国心脏协会于 2015 年 10 月 15 日在网站上公布了 2015 版心肺复苏指南，以下为该指南的十大更新要点。

（1）首次规定按压深度的上限。在胸外按压时，按压深度至少为 5cm，但应避免超过 6cm。

（2）按压频率规定为 100~120 次/分。新指南规定，胸外按压在整个心肺复苏中的目标比例至少为 60%。

（3）为保证每次按压后使胸廓充分回弹，施救者应避免在按压间隙依靠在患者胸上。

（4）无论是否因心脏病所导致的心搏骤停，医护人员都应提供胸外按压和通气。

（5）关于先除颤还是先胸外按压的问题，新指南建议，当可以立即取得自动体外除颤器（AED）时，应尽快使用除颤器。当不能立即取得 AED 时，应立即开始心肺复苏，并同时让人获取 AED，视情况尽快尝试除颤。

（6）当患者的心律不适合电除颤时，应尽早给予肾上腺素。

（7）新指南建议，所有疑似心源性心搏骤停患者，无论是 ST 段抬高的院外心搏骤停患者，还是疑似心源性心搏骤停而没有心电图 ST 段抬高的患者，也无论其是否昏迷，都应实施急诊冠状动脉血管造影。

（8）患者若在急诊科出现 ST 段抬高心肌梗死（STEMI），而医院不能进行经皮冠脉介入术（PCI），应立即转移到 PCI 中心，而不应在最初的医院立即接受溶栓治疗。

（9）所有在心搏骤停后恢复自主循环的昏迷（即对语言指令缺乏有意义的反应）的成年患者，都应采用目标温度管理（TTM），设定在 32~36℃，并至少维持 24 小时。

（10）一旦发现患者没有反应，医护人员必须立即同时检查呼吸和脉搏，然后再启动应急反应系统或请求支援。

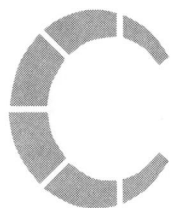

实训十八

口腔颌面部影像技术——根尖片投照方法

病例导入

患者，女性，40岁，主诉口内部分牙齿松动，偶感疼痛。临床检查：全口牙龈红肿，探诊出血，牙结石Ⅰ～Ⅲ度，松动度Ⅰ～Ⅲ度，探诊深度3～4mm。现需要拍摄全口根尖片。应如何拍摄根尖片？拍摄过程中有哪些注意事项？

知识要点

根尖片在口内片中应用最广，适用于检查牙体、牙周、根尖周病变。目前胶片成像已基本被数字化技术取代，故本课程以数字化技术为例讲述。

1. 根尖片分角线投照技术原理　由于牙根部被牙龈和牙槽突遮盖，传感器放入口内时，若与被检查的牙冠贴靠，就不可能与牙长轴平行。使用分角线技术投照时，X线中心线需要倾斜一定的角度，使X线中心线与被检查牙的长轴和传感器之间的分角线垂直（图18-1）。分角线投照的基本原理是共边三角形内若有两个角相等，则这两个三角形全等。传感器平面与牙长轴形成一夹角，在该夹角被一假想的直线或平面平分时，则可形成有一条共用边的两个相等的角。表示X线中心线的一条直线穿过牙而与分角线垂直时，便成为三角形的第三边。这两个三角形均为直角三角形，且为全等直角三角形。直角所对应的边分别为牙长轴和牙在传感器上形成图像的牙长轴，因而在投照正确时，传感器上图像牙长度应与牙实际长度相同。这对于单根牙较易做到，但对于多根牙，由于颊舌根不在同一平面上，为了精确地显示每个牙根的长度，则应对每个牙根的情况采用不同的X线中心线投照角度。这在实际工作中较难做到。

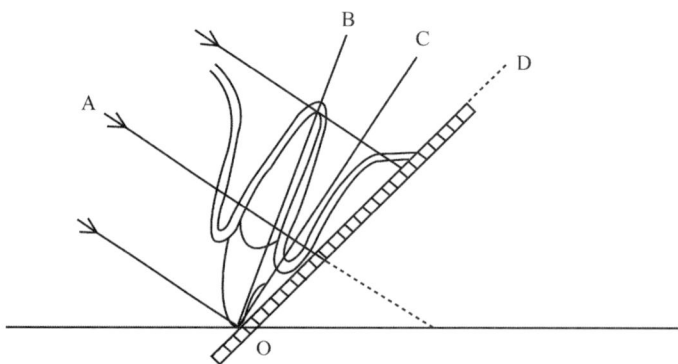

图18-1　根尖片分角线投照技术
A. X线中心线；B. 牙长轴；C. 牙长轴与传感器间的分角线；D. 传感器

2. 垂直角度　X线中心线与被检查牙长轴和传感器之间夹角的分角线的角度。应尽量成直角投照。若X线中心线与牙长轴和传感器之间假想分角线小于90°，则影像变长（图18 -2）。若X线中心线与牙长轴和传感器之间假想分角线大于90°，则影像变短（图18 -3）。

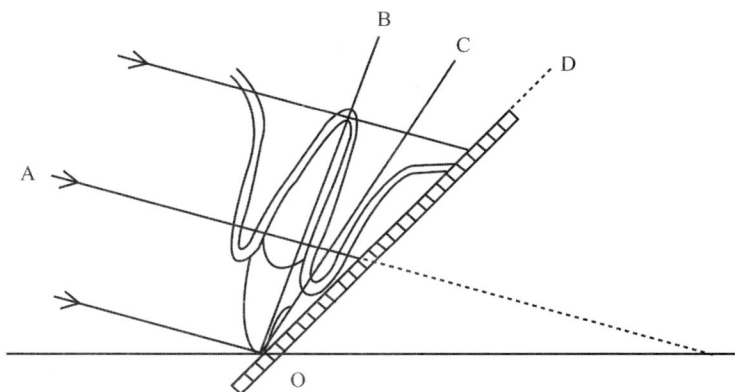

图18 - 2 X线中心线与牙长轴和传感器之间假想分角线小于90°（影像变长）
A. X线中心线；B. 牙长轴；C. 牙长轴与传感器间的分角线；D. 传感器

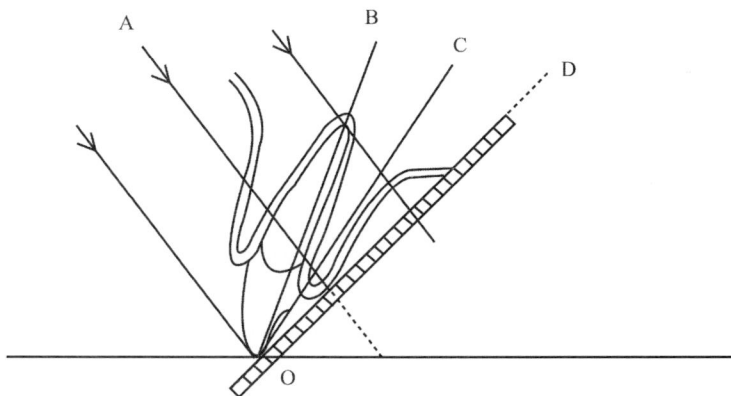

图18 - 3 X线中心线与牙长轴和传感器之间假想分角线大于90°（影像变短）
A. X线中心线；B. 牙长轴；C. 牙长轴与传感器间的分角线；D. 传感器

如果牙排列不齐、颌骨畸形或口内有较大肿物妨碍将传感器放在正常位置时，可根据牙的长轴和传感器所处的位置改变X线中心线倾斜角度。如患者腭部较高或口底较深，传感器在口内的位置较为垂直，X线中心线倾斜的角度应减少；而全口无牙、腭部低平、口底浅的患者，则传感器在口内放置的位置较平，X线中心线倾斜的角度应增加。儿童因牙弓发育尚未完成，腭部低平，X线中心线倾斜的角度应增加5°~10°。

3. 水平角度 X线中心线向牙近、远中方向所倾斜的角度。由于个体之间牙弓形态有较大差异，X 线水平角必须随患者牙弓形态进行调整。其目的是使 X 线与被检查牙的邻面平行，以避免牙影像的重叠。

◈ 技术操作

一、学习要点

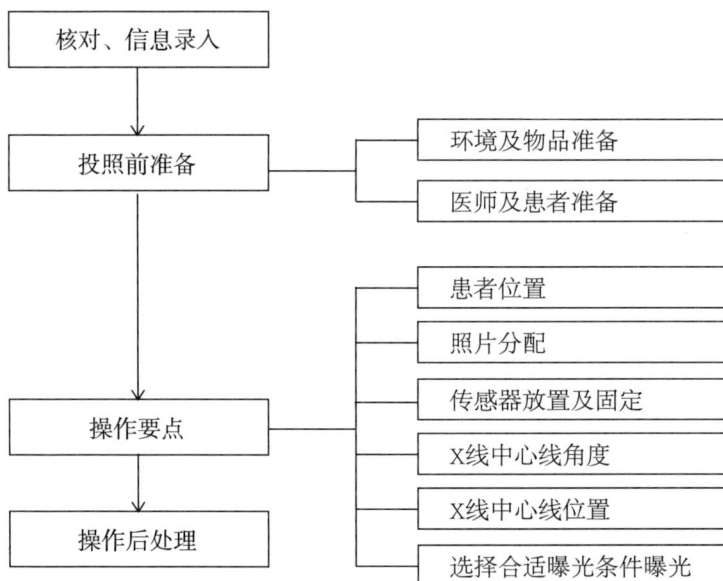

（1）学习根尖片投照方法。

（2）以同学互相投照的方式练习根尖片投照的方法步骤。

二、操作规程

（一）简易流程

根尖片投照方法

（二）分步流程

核对、信息录入

- ◈ 核对患者个人信息。
- ◈ 录入软件建立患者档案。

投照前准备

环境及物品准备

一次性封套、一次性检查手套、铅围领、免洗手消毒凝胶、医用垃圾桶。

医师及患者准备

患者坐在牙片投照椅上，座椅呈水平位，患者后背呈垂直位，头部矢状面与地面垂直。调节座椅高度，使患者口角与医师腋部相平，以利于医师操作。嘱患者将眼镜、活动义齿、正畸矫治器摘除，戴铅围领。医师六步洗手法洗手消毒，医师与患者均佩戴一次性手套。传感器套一次性封套。

操作要点

患者位置

◆ 投照上颌后牙时，外耳道口上缘至鼻翼的连线（听鼻线）与地面平行。

◆ 投照上颌前牙时，头稍低，使前牙的唇侧面与地面垂直。

◆ 投照下颌后牙时，外耳道口上缘至口角的连线（听口线）与地面平行。

◆ 投照下颌前牙时，头稍后仰，使前牙的唇侧面与地面垂直。

照片分配

◆ 成年人进行全口牙齿检查时，需用 16 张照片。其分配方法如图 18-4 所示，图中 1~16 为 16 张根尖片投照顺序。

◆ 对儿童进行全口牙齿检查时，需用 10 张照片。其分配方法如图 18-5 所示，图中 1~10 为 10 张根尖片投照顺序。

（上颌）

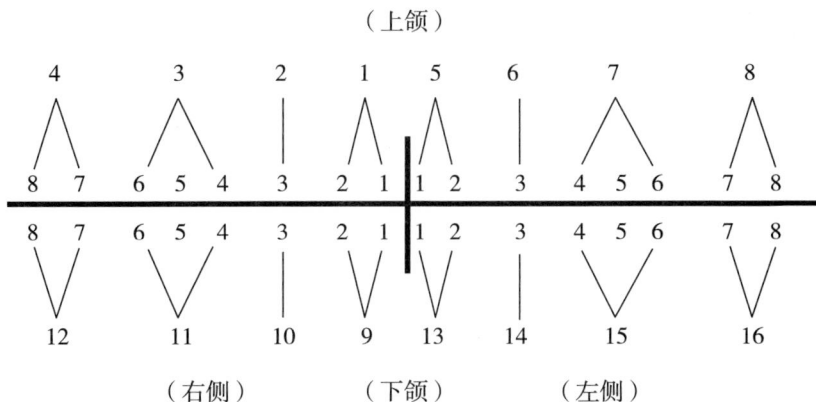

图 18-4 成人根尖片照片分配方法示意

（上颌）

```
      3         2         1         4         5
     /\        |        /\        |        /\
    /  \       |       /  \       |       /  \
 6  5  4    3    2  1    1  2    3    4  5  6
────────────────────────┼────────────────────────
 6  5  4    3    2  1    1  2    3    4  5  6
    \  /       |       \  /       |       \  /
     \/        |        \/        |        \/
      8         7         6         9        10
```

（右侧）　　　　（下颌）　　　　（左侧）

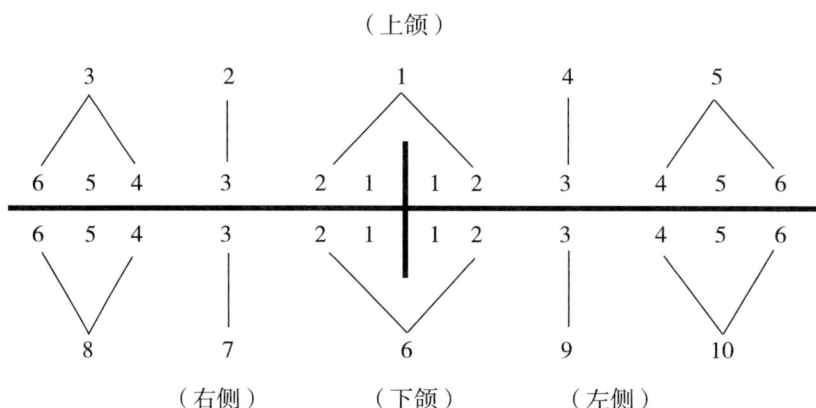

图 18-5　儿童根尖片照片分配方法示意

传感器放置及固定

◆ 传感器放入口内使传感器感光面紧靠被检查牙的舌（腭）侧面。

◆ 投照前牙时，传感器竖放，边缘要高出切缘 7mm 左右。例如，投照左上 12 时，应以左上 1 切缘为标准。

◆ 投照后牙时，传感器横放，边缘高出牙𬌗面 10mm 左右。

◆ 传感器放好后，嘱患者用对侧手指或非金属材料持片夹固定。

◆ 焦点与传感器距离为 20cm。

X 线中心线角度

根据牙齿形态及位置的不同，临床上常用以下角度投照，以使垂直角度成直角。①上颌切牙位：向足侧倾斜 42°；②上颌单尖牙位：向足侧倾斜 45°；③上颌双尖牙及第一磨牙位：向足侧倾斜 30°；④上颌第二三磨牙位：向足侧倾斜 28°；⑤下颌切牙位：向头侧倾斜 30°；⑥下颌单尖牙位：向头侧倾斜 35°；⑦下颌双尖牙及第一磨牙位：向头侧倾斜 10°；⑧下颌第二三磨牙位：向头侧倾斜 5°。

X 线中心线向牙近、远中方向所倾斜的角度称为水平角度，应随患者牙弓形态进行调整，其目的是使 X 线与被检查牙的邻面平行，以避免牙影像重叠。

X 线中心线位置

投照根尖片时，X 线中心线需通过被检查牙根的中部，其大体位置如下。

◆ 投照上颌牙时，以外耳道口上缘至鼻尖连线为假想连线，X 线中心线通过部位如下：①投照上中切牙时通过鼻尖；②投照上单侧中切牙及侧切牙时，通过鼻尖与投照侧鼻翼连线的中点；③投照上单尖牙时，通过投照侧鼻翼；④投照上前磨牙及第一磨牙时，通过投照侧自瞳孔向下的垂直线与外耳道口上缘和鼻尖连线的交点，即颧骨前方；⑤投照上第二磨牙及第三磨牙时，通过投照侧自外眦向下的垂直线与外耳道口上缘和鼻尖连线的交点，即颧骨下缘。

◆ 投照下颌牙时，X 线中心线均在沿下颌骨下缘上 1cm 的假想连线上，然后对准被检查牙的部位照射。

选择合适曝光条件曝光

选择合适曝光条件，按住曝光按钮进行曝光操作。

操作后处理

◆ 曝光结束后取出传感器，嘱患者摘掉一次性手套、铅围领，返回诊室。

◆ 医师摘掉传感器一次性封套，并将传感器放回原处，然后摘掉手套，六步洗手法洗手消毒。

◆ 照片显示及图像后处理。根据临床需要将根尖片进行图像后处理，并存储图像，传输至医师计算机工作站。

三、注意事项

（1）因传感器质硬不能弯曲，较传统胶片易造成患者不适感，故操作过程中，医师手法应轻柔。

（2）曝光前嘱患者不要自主移动，以避免接受不必要的重复辐射。

◆ 考点提示

根尖片投照一般不作为口腔执业医师考查的重点，但在临床工作中应用广泛。需要掌握其投照原理、操作要点和注意事项。

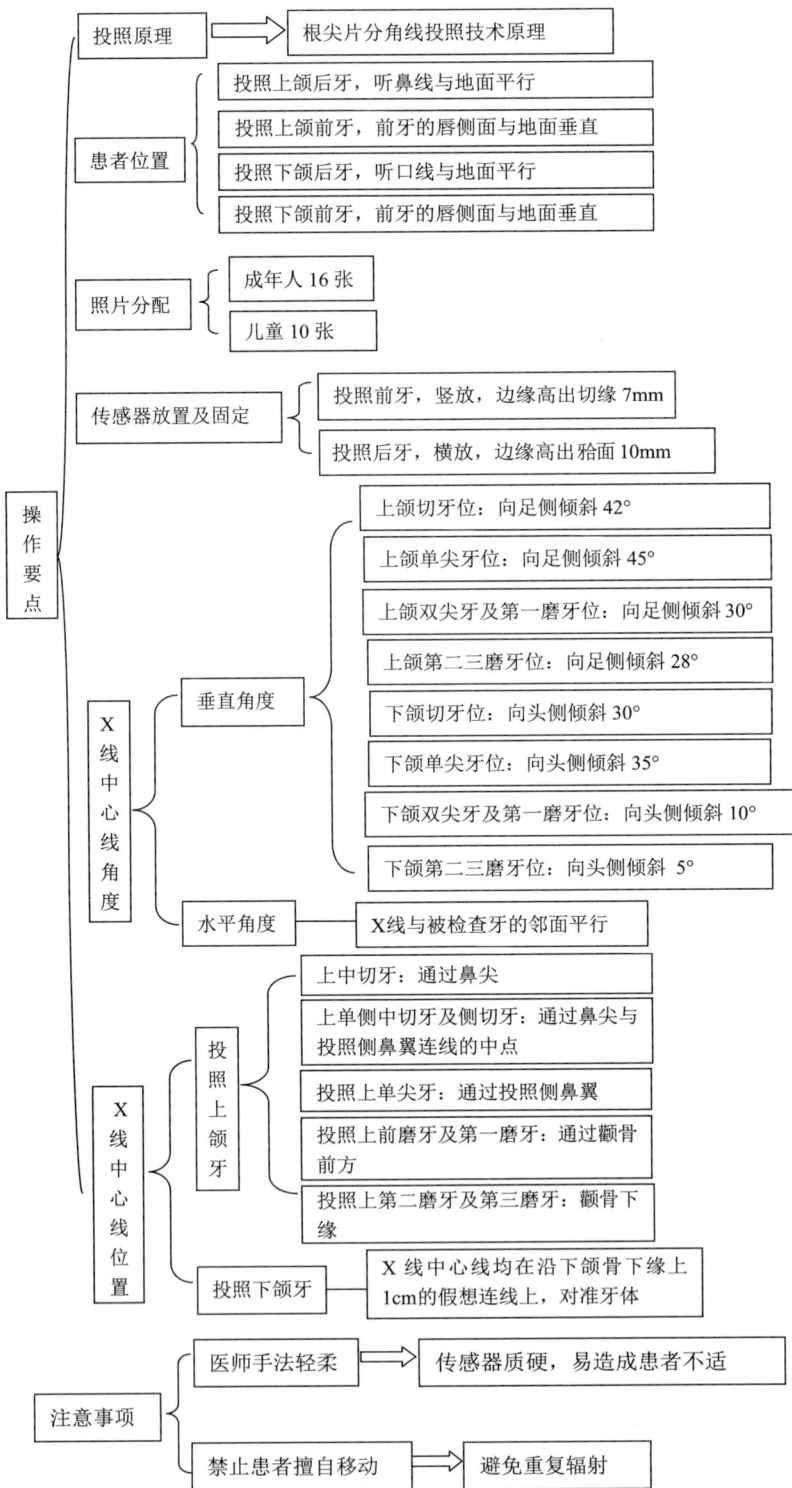

投照原理 → 根尖片分角线投照技术原理

患者位置
- 投照上颌后牙，听鼻线与地面平行
- 投照上颌前牙，前牙的唇侧面与地面垂直
- 投照下颌后牙，听口线与地面平行
- 投照下颌前牙，前牙的唇侧面与地面垂直

照片分配
- 成年人16张
- 儿童10张

传感器放置及固定
- 投照前牙，竖放，边缘高出切缘7mm
- 投照后牙，横放，边缘高出殆面10mm

操作要点

X线中心线角度

垂直角度
- 上颌切牙位：向足侧倾斜42°
- 上颌单尖牙位：向足侧倾斜45°
- 上颌双尖牙及第一磨牙位：向足侧倾斜30°
- 上颌第二三磨牙位：向足侧倾斜28°
- 下颌切牙位：向头侧倾斜30°
- 下颌单尖牙位：向头侧倾斜35°
- 下颌双尖牙及第一磨牙位：向头侧倾斜10°
- 下颌第二三磨牙位：向头侧倾斜5°

水平角度 → X线与被检查牙的邻面平行

X线中心线位置

投照上颌牙
- 上中切牙：通过鼻尖
- 上单侧中切牙及侧切牙：通过鼻尖与投照侧鼻翼连线的中点
- 投照上单尖牙：通过投照侧鼻翼
- 投照上前磨牙及第一磨牙：通过颧骨前方
- 投照上第二磨牙及第三磨牙：颧骨下缘

投照下颌牙 → X线中心线均在沿下颌骨下缘上1cm的假想连线上，对准牙体

注意事项
- 医师手法轻柔 → 传感器质硬，易造成患者不适
- 禁止患者擅自移动 → 避免重复辐射

◈ **思 考 题**

1. 使用根尖片分角线投照技术投照上颌单尖牙时，X 线中心线角度应向足侧倾斜(　　)

   A. 42°　　　　　B. 45°　　　　　C. 30°　　　　　D. 28°

   E. 26°

正确答案：B

答案解析：使用分角线技术投照上颌单尖牙，X 线中心线应该向足侧倾斜45°，否则易造成牙长度失真。故选 B。

2. 使用根尖片分角线投照技术投照下颌第二磨牙时，X 线中心线角度应向头侧倾斜(　　)

   A. 5°　　　　　B. 10°　　　　　C. 15°　　　　　D. 20°

   E. 25°

正确答案：A

答案解析：使用分角线技术投照下颌第二磨牙时，X 线中心线应该向头侧倾5°，否则易造成牙长度失真。故选 A。

3. 使用根尖片分角线投照技术投照上颌中切牙时，X 线中心线入射点应对准(　　)

   A. 鼻翼　　　　　　　　　　B. 鼻尖与鼻翼中间

   C. 鼻尖　　　　　　　　　　D. 人中

   E. 颧骨前方

正确答案：C

答案解析：使用根尖片分角线投照技术投照上颌中切牙时，X 线中心线入射点应对准鼻尖。因鼻尖部为上中切牙牙根中部在体表的位置，否则易造成牙结构拍摄不全或牙变形。故选 C。

4. 使用根尖片分角线投照技术投照下颌牙时，X 线中心线均在沿下颌骨下缘上 (　　)的假想连线上，然后对准被检查牙部位照射。

   A. 1.5cm　　　B. 2cm　　　C. 0.5cm　　　D. 1cm

   E. 0.8cm

正确答案：D

答案解析：使用根尖片分角线投照技术投照下颌牙时，X 线中心线均在沿下颌骨下缘上1cm的假想连线上，对准被检查牙部位照射。因该部位表示下颌牙牙根中部的位置，否则易造成牙结构拍摄不全或牙变形。故选 D。

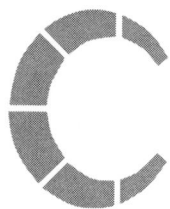

实训十九

口腔颌面部影像技术——
曲面体层摄影方法

◈ **病例导入**

患者，女性，28岁，主诉双侧下颌后牙疼痛，嵌塞食物。临床检查：双侧面部基本对称，双侧颌下区未触及肿大淋巴结，口腔卫生一般，张口度二横指。38、48阻生，叩诊（＋），牙龈轻度红肿，探诊易出血。患者平日咽反射敏感，拍摄根尖片困难。现需要拍摄曲面体层片。应如何拍摄曲面体层片？拍摄过程中有哪些注意事项？

◈ **知识要点**

曲面体层摄影常用于观察上下颌骨的肿瘤、外伤、炎症、畸形等病变及其与周围组织的关系。一次曝光即可显示全口牙齿、颌骨、鼻腔、上颌窦及颞下颌关节等解剖结构的影像，显示范围广，适用于颌骨多发病变、范围较大的颌骨病变、双侧颌骨的对比及对原因不明症状的筛查。曲面体层摄影可分为上颌、下颌及全口牙位3种，但以全口牙位最为常用。

曲面体层摄影是根据人体颌骨和牙列呈弓形的特点，利用体层摄影和狭缝摄影原理而设计的固定三轴连续转换体层摄影机来完成。通过连续不断地进行各段颌骨的体层摄影，旋转完毕，即获得一张连续不断的颌骨和全口牙列的体层 X 线片。

曲面体层摄影原理：下颌骨区有三轴，各轴进行各自牙列及颌骨体层摄影。以 O_2 为圆心的圆周可显示前牙及前磨牙区，以 O_1、O_3 为圆心的圆周可显示对侧的外耳道口、颞下颌关节、下颌骨升支、磨牙及部分前磨牙区。摄影时，以上三轴在旋转时同时进行转换。X 线管与胶片在同一轴上公转，胶片还按自己的运动轨迹做与公转方向相反的自转。旋转完毕，即完成全部牙列及颌骨的曲面体层摄影（图 19 – 1）。因现在数字化 X 线摄影技术在口腔领域普遍应用，故本教材采用传感器作为成像物质来介绍曲面体层摄影。

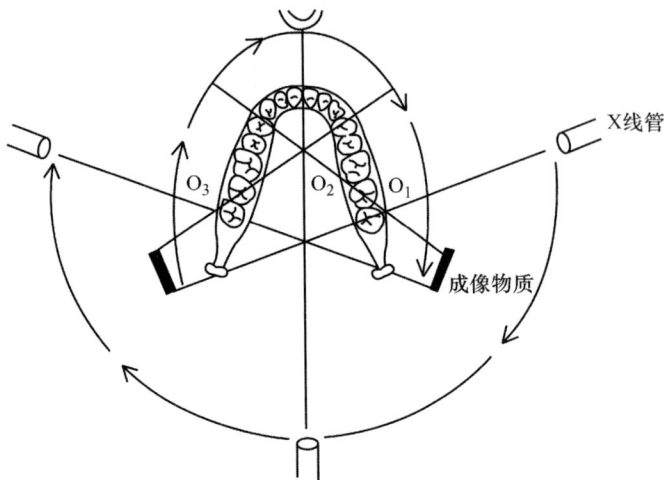

图 19 – 1　曲面体层摄影原理

◆ **技术操作**

一、学习要点

（1）曲面体层片摄影方法。

（2）以同学互相摆位投照的方式练习曲面体层摄影方法。

二、操作规程

（一）简易流程

```
┌─────────────────┐
│   核对及信息录入   │
└─────────────────┘
         ↓
┌─────────────────┐        ┌─────────────────┐
│    操作前准备      │────────│   环境及物品准备   │
└─────────────────┘        └─────────────────┘
         ↓                  ┌─────────────────┐
                            │   医师及患者准备   │
                            └─────────────────┘
┌─────────────────┐
│     操作要点      │
└─────────────────┘
         ↓
┌─────────────────┐
│    操作后处理      │
└─────────────────┘
```

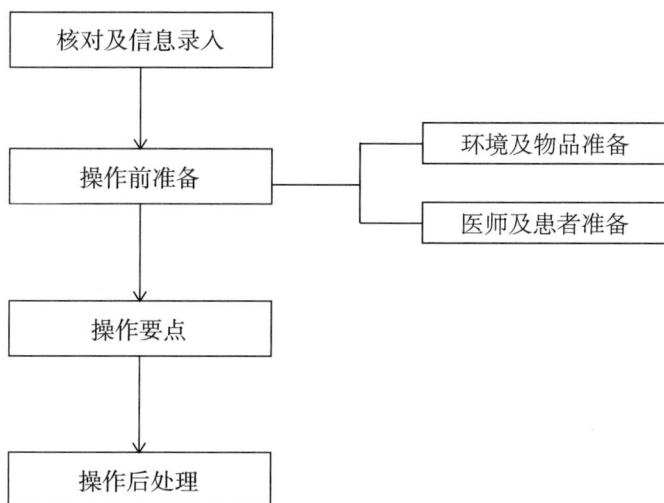

曲面体层摄影方法

（二）分步流程

▧ 核对及信息录入

医师核对患者信息，录入软件建立患者档案，确定患者投照部位。

▧ 操作前准备

▎ 环境及物品准备 ▎

一次性封套、一次性检查手套、铅围领、免洗手消毒凝胶、一次性保护膜、医疗垃圾桶。

▎ 医师及患者准备 ▎

医师六步洗手法洗手消毒，佩戴一次性手套，并将一次性封套套于咬合条上，将一次性保护膜贴在机器与患者接触的位置。嘱患者除去颈部及以上的饰品、眼镜、活动义齿、正畸矫治器等异物。嘱患者佩戴铅围领。

▊操作要点

◆ 患者取立位或坐位，根据患者高度调节机器位置，使颏托位于患者下颌骨下缘水平。患者双手握住机器手柄。

◆ 患者颈椎应呈垂直状态或稍向前倾斜，下颌颏部置于颏托正中，用前牙切缘咬在咬合条凹槽内，头矢状面与地面垂直，听眶线与听鼻线的分角线与地面平行。

◆ 用颏托和头夹将头固定。

◆ 选择合适曝光条件，嘱患者闭眼勿动，且照射过程中禁止吞咽口水和深呼吸。关门退出。

◆ 按住曝光按钮进行曝光操作，同时密切观察患者状态。

▊操作后处理

◆ 曝光结束后，复位机器。待机器完成复位后，患者离开。

◆ 医师摘掉咬合条一次性封套、一次性保护膜，摘掉手套，六步洗手法洗手消毒。

◆ 根据临床需要将曲面体层片进行图像后处理，并存储图像，传输至医师计算机工作站。

三、注意事项

（1）曝光过程中，医师要密切观察患者状态，如患者出现不适应立即停止曝光，处理患者。

（2）曝光前嘱患者不要擅自移动，以避免接受不必要的重复辐射。

◆ 考点提示

曲面体层摄影一般不作为口腔执业医师考查的重点，但在临床工作中应用广泛。需要掌握其操作要点和注意事项。

◆ 思 考 题

1. 曲面体层摄影是根据人体颌骨和牙列呈弓形的特点，利用体层摄影和狭缝摄影原理而设计的固定(　　)轴连续转换体层摄影机来完成的

    A. 二　　　　　　　B. 三　　　　　　　C. 四　　　　　　　D. 五

    E. 六

正确答案：B

答案解析：早期曲面体层机采用单轴或双轴旋转技术，影像重叠现象严重。在三轴旋转系统中，三轴在旋转时同时进行转换，旋转完毕，即获得一张连续不断的颌骨和全口牙列的体层 X 线片。故选 B。

2. 全口牙位曲面体层摄影拍摄时，患者颈椎呈垂直状态或稍向前倾斜，下颌颏部置于颏托正中，用前牙切缘咬在咬合条凹槽内，哪条线需与地面平行(　　)

    A. 听眶线　　　　　　　　　　B. 听鼻线

    C. 听眶线与听鼻线的分角线　　D. 下颌骨下缘

    E. 听眦线

正确答案：C

答案解析：进行全口牙位曲面体层摄影时，患者听眶线与听鼻线的分角线与地面平行时，能够保证上、下牙列位于曲面体层的断层域内，从而获得真实、清晰的影像。否则会造成上、下牙列影像失真。故选 C。

3. 全口牙位曲面体层摄影拍摄时，患者颈椎呈垂直状态或稍向前倾斜，下颌颏部置于颏托正中，用前牙切缘咬在咬合条凹槽内，患者头部哪个面需与地面垂直(　　)

    A. 矢状面　　　　B. 冠状面　　　　C. 咬合面　　　　D. 水平面

    E. 眶耳平面

正确答案：A

答案解析：进行全口牙位曲面体层摄影时，患者头部矢状面需与地面垂直，为保证双侧结构的真实显示。否则会造成患者左、右侧结构不对称、失真变形。故选 A。

4. 患者男性，30 岁，双侧下颌后牙疼痛，嵌塞食物。患者平日咽反射敏感。现需要拍摄口腔 X 线片以明确诊断。以下哪种投照片位为首选(　　)

    A. 根尖片　　　　　　　　　　B. 全口牙位曲面体层片

    C. 口腔颌面部锥形束 CT　　　　D. 咬合片

    E. 华特氏位片

正确答案：B

答案解析：针对本病例患者咽反射敏感，如选择根尖片，患者不适感强，很难配合。如选择口腔颌面部锥形束CT，则不符合放射防护三原则，不符合实践的正当性，患者经济负担及接受照射的剂量均高于全口牙位曲面体层片。下颌横断片可显示下颌体和牙弓的横断面影像，并不能显示牙体的长轴方向及近远中方向的结构，所以在本病例检查中不能作为首选。由此得出，本病例检查应以全口牙位曲面体层片为首选，因其一次曝光即可显示全口牙齿、颌骨、鼻腔、上颌窦及颞下颌关节等解剖结构的影像，显示范围广，操作简单，患者容易配合。故选 B。

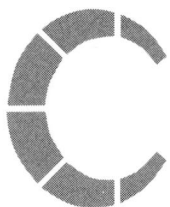

实训二十

口腔颌面部影像技术——
锥形束 CT 摄影方法

◈ **病例导入**

患者，女性，30 岁，因左下第一磨牙咬合痛到牙体牙髓科就诊。临床检查：36 殆面可见充填物，颊舌向有裂纹，叩痛（＋＋）且颊侧黏膜有窦道，X 线片示：36 根尖大面积暗影且根充不完善。现需要行锥形束 CT 检查。应如何拍摄锥形束 CT？锥形束 CT 有哪些优势？拍摄过程中有哪些注意事项？

◈ **知识要点**

一、锥形束 CT 工作原理和结构

1. 锥形束 CT 工作原理

（1）传统的扇形束 CT 采用扇形 X 线束连续旋转获取图像，而锥形束 CT 采用锥形 X 线束和面积探测器，只需要围绕受检者旋转 360°，获取容积重建所需数据，即可重建出各向同性的 3 个维度上的断层影像。

（2）锥形束 CT 是当今口腔影像设备中较有前途且实用性强的设备。和全身 CT 相比，锥形束 CT 具有体素小、空间分辨率高、图像质量好的优点，同时其辐射剂量相对较小，操作也更为简单。

（3）锥形束 CT 适用于口腔颌面部硬组织的检查，目前多用于埋伏牙、根尖周病变、牙周疾病、颞下颌关节疾病和牙种植术的检查，曝光范围较大的机型可用于颌骨肿瘤、创伤、畸形等疾病的诊断。在种植、牙体牙髓、牙周、正畸、正颌、外科等领域发挥重要作用。作为辅助检查，锥形束 CT 大大提高了临床诊断的准确性和治疗的效率，同时也提升了口腔科的科研和临床水平。

2. 锥形束 CT 的结构
目前的锥形束 CT 多为坐位或立位投照，一般由底座、立柱、座椅、患者台、悬臂（球管和探测器）和控制盒构成（图 20 - 1、图 20 - 2），外观结构与曲面体层机类似。部分锥形束 CT 也有卧位投照，机器由机架和扫描床构成，与全身 CT 机相似。锥形束 CT 可显示平行于牙弓方向、垂直于牙弓方向和垂直于身体长轴方向的断层影像，可以根据临床需要显示曝光范围内任意部位、任意方向的断层影像。

3. 注意事项

（1）患者台一般由扶手、颌托、头夹等稳定或固定装置组成，而有些机器还会集成操作面板在患者台上。

（2）悬臂内一般集成有球管和探测器，位于患者台上方，投照时会围绕患者头部做 360°旋转。

（3）探测器分为 CCD 和平板技术两种，各种机型的曝光范围、曝光时间、图像生成时间等参数有所不同。

（4）控制盒最主要的部件就是照射按钮。

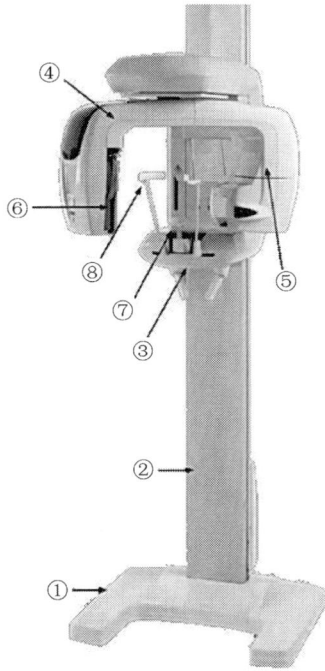

①底座；②立柱患者台；③扶手；④悬臂；⑤球管；⑥探测器；⑦颌托；⑧头夹

图 20 - 1　锥形束 CT 机器主体

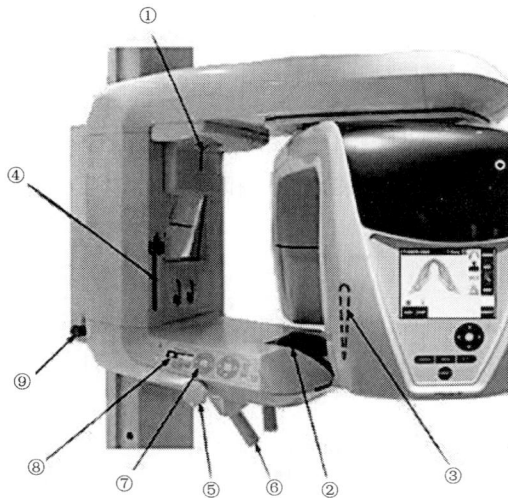

①正中光束；②左右光束；③前后光束；④水平光束；⑤头部固定按钮；⑥扶手；

⑦患者台操作面；⑧液晶显示屏；⑨紧急停止开关

图 20 - 2　患者台

二、解剖基本面

（1）矢状面：是把人体解剖位置分为左右两部分的切面。

（2）冠状面：是把人体解剖位置分为前后两部分的切面。

（3）水平面：是把人体解剖位置分为上下两部分的切面。

三、针对不同投照部位及情况需要注意以下几点

（1）目标牙位于上颌时，应注意投照其与鼻底或上颌窦底的关系。

（2）目标牙位于下颌时，应注意投照其与下颌神经管的关系。

（3）目标牙周围若有病变区域，应注意投照其与病变区域的关系。

（4）同时投照多颗目标牙时，应注意投照范围是否选择充分。

◆ **技术操作**

一、学习要点

（1）了解锥形束 CT 的原理及优势。

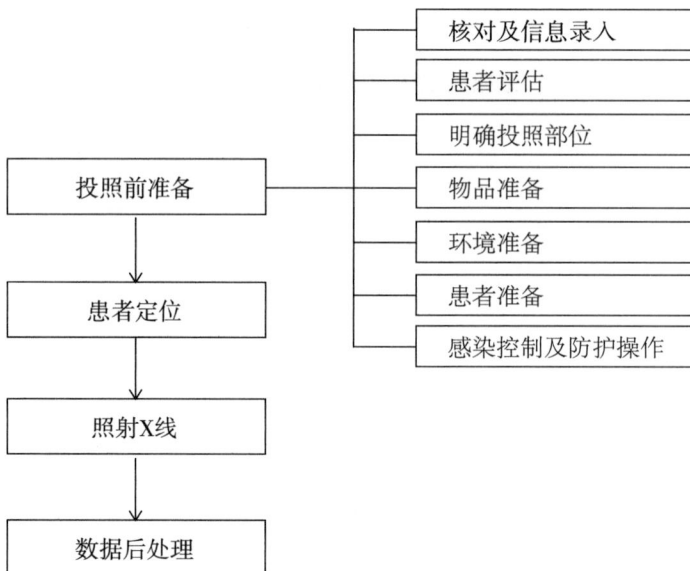

（2）学习锥形束 CT 的摄影方法。

（3）熟记锥形束 CT 的使用注意事项。

二、操作规程

（一）简易流程

锥形束 CT 摄影方法

（二）分步流程

◣ 投照前准备

核对及信息录入

核对、录入患者信息及投照部位。

患者评估

评估患者身体及精神状况。

明确投照部位

明确患者投照部位的情况。例如，下颌骨是否宽大等。

物品准备

铅围领、一次性保护膜。

环境准备

确认防护门窗关闭严密。

患者准备

嘱患者除去颈部以上所戴的物品（包括耳环、项链、发卡、活动义齿、活动矫治器、眼镜、助听器等金属、塑料或树脂类物品）。

感染控制及防护操作

嘱患者佩戴铅围领，医师六步洗手法消毒，并在机器与患者接触位置粘贴一次性保护膜。

◣ 患者定位

◆ 旋转头部固定旋钮，打开头夹引导患者进入照射位。

◆ 保证患者上身挺直，调整机器及颌托高度，使患者将下巴放在颌托上（以咬合平面与地面平行为宜），轻握扶手，双肩自然下垂。

◆ 旋紧头夹固定患者头部，确认机器旋转悬臂不会触碰到患者。

◆ 嘱患者闭眼，轻合口唇，进行激光光束定位。确认左右光束与患者的正中矢状面对合，前后光束移至上尖牙远中面，使水平光束（听眶线光束）与咬合平面重合（图 20 - 3）。

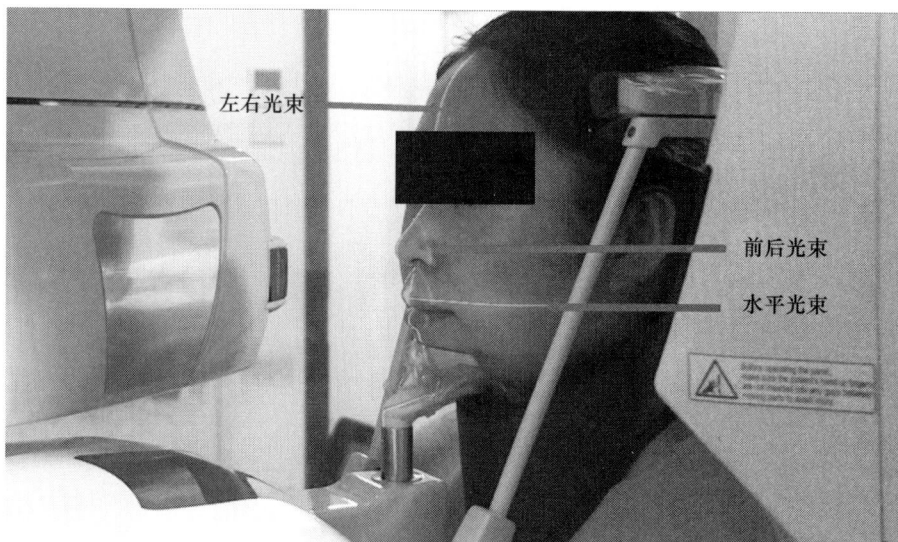

图 20 - 3　激光光束定位

◆　嘱患者投照中不能自主移动，保持平稳呼吸。

照射 X 线

◆　再次确认患者投照部位，姿态正常，且防护门窗紧闭。
◆　按住曝光按钮进行曝光操作，同时密切观察患者状态。
◆　照射完毕松开曝光按钮。
◆　复位机器，待机器完成复位后，引导患者退出照射位。

数据后处理

重建 CT 数据，检查照射结果是否清晰，保存 CT 文件后示意患者可以返回治疗室。

三、注意事项

（1）必须为患者穿戴防护用品，并做适当的预防交叉感染的措施。

（2）患者定位过程中，应禁止患者直视激光光束。

（3）机器悬臂转动前，应确定运行时不会触碰到患者，曝光过程中一旦发生触碰，应立即停止曝光，处理患者及机器。

（4）曝光前，嘱患者平稳呼吸且不能自主移动，以避免接受不必要的重复辐射。

（5）曝光过程中，医师要密切观察患者状态，如出现患者不适，应立即停止曝光，处理患者。

◆ 考点提示

锥形束 CT 摄影一般不作为口腔执业医师考查的重点，但在临床工作中应用广泛。需要掌握锥形束 CT 的工作原理，了解与全身 CT 相比锥形束 CT 的优点，明确操作要点和注意事项。尤其应当注意投照时做到患者安全防护。

◆ 思考题

1. 锥形束 CT 的优点是（   ）

A. 体素小、空间分辨率高、图像质量好

B. 体素大、空间分辨率低、图像质量好

C. 体素大、空间分辨率高、图像质量好

D. 体素小、空间分辨率低、图像质量好

E. 以上都不对

正确答案：A

答案解析：锥形束 CT 与全身 CT 相比优点很多：①锥形束 CT 的体素小、空间分辨率高、图像质量好；②锥形束 CT 辐射剂量相对较小；③锥形束 CT 空间分辨率高，适于口腔颌面部硬组织的检查，优于全身 CT。全身 CT 与之相比，空间分辨率低，颌面部硬组织显示不如锥形束 CT，另外全身 CT 辐射剂量要高出很多。故选 A。

2. 锥形束 CT 适用于检查口腔的（   ）

A. 软组织　　　　B. 纤维组织　　　　C. 硬组织　　　　D. 黏膜组织

E. 以上都对

正确答案：C

答案解析：因锥形束 CT 与全身 CT 相比，体素小、空间分辨率高、密度分辨率低，所以口腔的软组织、纤维组织、黏膜组织显示较差，而硬组织可以观察得很好。故选 C。

3. 锥形束 CT 照射曝光前应嘱患者去除以下物品，其中不包括（   ）

A. 项链、耳环　　　　　　　　　B. 烤瓷冠、种植体

C. 活动义齿、活动矫治器　　　　D. 眼镜、助听器

E. 发卡、头花

正确答案：B

答案解析：因项链、耳环、活动义齿、活动矫治器、眼镜、助听器、发卡、头花在锥形束 CT 照射时都会产生伪影，影响图像质量，所以照射前应当除去。烤瓷冠、种植体

固定在患者口腔内，虽也会产生伪影，但如果去除需由医师操作，对于患者损伤较大，所以一般情况下不需患者去除。故选 B。

4. 锥形束 CT 照射曝光时，出现何种情况（　　　）不用立即停止曝光

  A. 机器悬臂旋转中撞到患者   B. 患者示意不适

  C. 患者出现大幅度晃动或咳嗽 D. 患者眨眼

  E. 发现未紧闭门窗

正确答案：D

答案解析：答案 A、B 极易对患者造成伤害，所以要立即停止曝光。答案 C，患者出现大幅度晃动或咳嗽，会在扫描过程中产生运动伪影，影响图像质量，所以要立即停止曝光。答案 E，如果曝光时未紧闭门窗，会对被检查患者以外的人造成不必要的辐射，违反放射防护原则，应立即停止曝光。答案 D，如拍摄过程中患者眨眼，不会造成患者颌面部硬组织移动，因锥形束 CT 空间分辨率高、体素小，主要是观察硬组织的结构，如果硬组织成像没有影响，则不用立即停止曝光。故选 D。

党的二十大精神进教材提纲挈领

党的二十大报告第一次将教育、科技、人才作为一个整体并独立设置板块进行统筹谋划、系统部署，体现了党和国家对高等教育和人才培养的高度重视。

口腔颌面外科学是口腔专业的核心课程，是思政教育的主要载体，肩负着守护人民健康的重任。口腔颌面外科学实验教程作为实验实践课程，是课堂理论教学的必要补充。该课程的教学是落实课程育人、促进学生成长成才、培养社会主义建设者和接班人的必要途径之一。

该课程通过一系列教学活动促进口腔颌面外科学知识传授与社会主义核心价值观培育的紧密结合；让学生感受到医学进步给人类健康带来的积极影响，培养学生不断创新进取、解决医学难题的精神；使学生了解、掌握马克思主义等哲学基本原理在口腔颌面外科学中的体现，形成正确的思辨能力，学习和掌握专业知识，不断解决矛盾，成为学术型口腔医师。

课程思政教学案例

序号	知识点	案例	思政建设目标
1	心肺复苏的基本操作	挺身而出的救人精神：南京医科大学研究生车站跪地进行心肺复苏	危急关头，临危不惧的救人精神
2	上牙槽后神经阻滞麻醉	上牙槽后神经麻醉后血肿案例	强化规范化操作意识；增强爱伤护伤的医者责任感
3	下颌阻生第三磨牙拔除的规范操作	敬畏生命怀仁心：导入"智齿的烦恼"案例，观看"警惕！女子智齿反复发炎险丧命"警示视频	预防大于治疗；珍爱生命，保护牙齿；让安全操作成为一种习惯；培养学生医者仁心、大爱无疆的职业精神
4	颞下颌关节疾病临床检查方法	唐代孙思邈指出："凡大医治病，必当安神定志，无欲无求，先发大慈恻隐之心，誓愿普救含灵之苦。""如此可为苍生大医，反此则是含灵巨贼。"（《大医精诚》）	颞下颌关节疾病辅助检查方法应遵循患者利益最大化，而避免过度检查、过度医疗，体现以人民健康为中心的医疗高质量发展宗旨
5	涎腺疾病的临床诊治	腮腺肿瘤疾病的诊治案例	以患者为中心，规范诊疗行为的同时，更要有人文关怀，以促进患者身心健康为目标
6	口腔颌面部肿瘤检查与诊断	恪守职业规则，坚持实事求是	深化职业理念，培育精益求精的工匠精神